Handwerk der Psychotherapie
Band 8

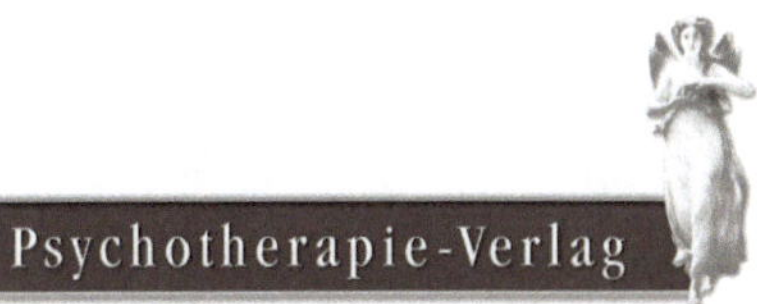

Handwerk der Psychotherapie

begründet von

Steffen Fliegel, Münster

Arist von Schlippe, Osnabrück/Witten

Ulrich Streeck, Göttingen

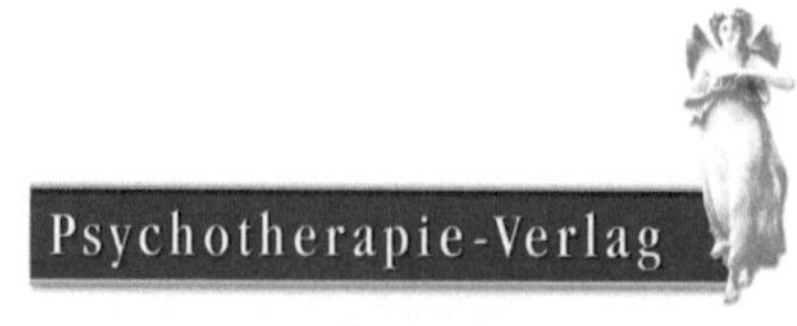

Tübingen

Dirk Revenstorf

Hypnotherapie und Hypnose

herausgegeben

von

Steffen Fliegel

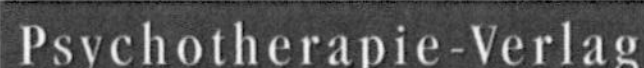

Tübingen
2017

Kontaktadresse

Prof. Dr. Dirk Revenstorf
Universität Tübingen
Gartenstr. 18
72074 Tübingen
E-Mail: drevenstor@aol.com
http://www.meg-tuebingen.de
http://www.paartherapie-akademie.de

Bibliografische Information der Deutschen Nationalbibliothek
Die Deutsche Nationalbibliothek verzeichnet diese Publikation in der Deutschen Nationalbibliografie; detaillierte bibliografische Daten sind im Internet über http://dnb.d-nb.de abrufbar.

Hechinger Straße 203
72072 Tübingen

E-Mail: mail@psychotherapie-verlag.com
Internet: www.psychotherapie-verlag.com

Umschlag: Winkler_Design, Tübingen
Gestaltung & Satz: Julia Franke, Tübingen
Druck und Bindung: CPI books GmbH, Leck

Auch als E-Book erhältlich: ISBN 978-3-86333-908-1

ISBN 978-3-86333-008-8

Widmung

Diese Schrift ist Ulrich Freund zum 80. Geburtstag gewidmet.
Damit möchte ich mich für die lange Freundschaft bedanken,
die uns in besonderer Weise verbindet.

Danksagung

Dieses Buch basiert auf den theoretischen und empirischen Grundlagen zur Hypnose und Hypnotherapie, aber auch auf den vielen Erfahrungen mit Patienten, die sich für die Behandlung mit Hypnose entschieden und sehr zu der klinischen Relevanz des Inhalts beigetragen haben. Von ihnen konnte ich mehr und vor allem genauere Details über die Wirkungsweise der Hypnose lernen, als man aus Büchern oder Statistiken erfährt. Auch bin ich den Teilnehmern von Seminaren und Supervisionen verbunden, mit denen es möglich war, ihre Fälle zu betrachten.

Es war ein großes Glück, Menschen zu kennen, die sich Mühe gemacht haben, den Text kritisch zu lesen, und mir durch ihre Rückmeldung halfen, eine gewisse Distanz zum Inhalt zurückzugewinnen, die während des Schreibens verloren geht. Meinen Kollegen und Freunden Oskar Bernd Scholz, Ulrike Halsband, Ulrich Freund, Rolf Durian, Steffen Fliegel und Hedi Walter sowie Alina Haipt und Charlotte Dürr bin ich für die zahlreichen Anregungen dankbar. Und Laura Gottwald, Cosma Leiner und vor allem meiner Lektorin Sabine Oswalt bin ich für die sorgsame Durchsicht des Manuskriptes dankbar. Verbunden bin ich auch meinem Freund Foka, der mir ein einfaches Zimmer fernab von allem Alltag mit Blick auf die Karibik zum Schreiben zur Verfügung gestellt hat und den Luxus der völligen Ungestörtheit. Und meine Frau Elsbeth hat wie immer in vielen Diskussionen und gemeinsamen Seminaren geholfen, meine Gedanken zu klären und auf den Punkt zu bringen.

Inhalt

Geleitwort des Buchherausgebers

Hypnotherapie, Hypnosetherapie, Hypnose in Psychotherapie, Hypnosepsychotherapie – verschiedene Begriffe kursieren für Verfahren, die die Wirkung von Trance und Suggestion für den therapeutischen Nutzen beschreiben. Mit Dirk Revenstorf ist es gelungen, einen sehr anerkannten Experten zu gewinnen und mit seiner Um- und Übersicht sowie Praxisnähe Licht in diese Konzeptionen zu bringen. Dirk Revenstorf hat 2003 die Expertise zur wissenschaftlichen Evidenz der Hypnotherapie für den Wissenschaftlichen Beirat Psychotherapie verfasst, aufgrund derer Hypnotherapie im Jahr 2006 vom Wissenschaftlichen Beirat als wissenschaftliche Psychotherapiemethode im Sinne des Psychotherapeutengesetzes für Erwachsene in bestimmten Anwendungsbereichen anerkannt wurde. Diese Anerkennung bezieht sich insbesondere auf somatische Erkrankungen mit psychischen und sozialen Bedingungen sowie auf Abhängigkeiten und Substanzmissbrauch.

Dirk Revenstorf sieht Hypnotherapie nicht als eigenständiges psychotherapeutisches Verfahren, vielmehr werden in ihr bewährte psychotherapeutische Verfahren mit Tranceanteilen verbunden. Sie kann hilfreich sein, Ursachen und aufrechterhaltende Bedingungen psychischer Probleme im Unterbewussten mit dem Ziel anzusprechen, eine Verbesserung der Symptome sowie Verhaltensänderungen bei Patientinnen und Patienten zu erreichen. Wichtig ist dabei, dass Patienten die Kontrolle über die Erarbeitung von Lösungen und deren Umsetzungen behalten. Das heißt, Patienten oder Patientinnen machen nichts gegen ihren eigenen Willen und Therapeuten oder Therapeutinnen steuern nicht in eine bestimmte Richtung, im Gegenteil: Sie nutzen und erspüren den Freiraum, der durch die Hypnose bei den Patienten entsteht. Dirk Revenstorf kann auf verständliche Weise verdeutlichen, dass therapeutische Hypnose nicht manipulierend vorgeht, sondern tiefe unbewusste Schichten des Patienten oder der Patientin freilegen kann. Dadurch kann der eigene Spielraum vergrößert werden, was Problemfindungen erleichtert.

Anhand vieler Beispiele, wie Essstörungen oder Prüfungsangst, beschreibt der Autor die einzelnen Schritte in der Hypnotherapie nachvollziehbar, schildert ihre Methoden und erläutert das therapeutische Handwerkszeug äußerst praxisnah.

Es wird vermittelt, wie ein Patient in der Trance zu begleiten ist, wie die individuellen Besonderheiten des Patienten zu beachten sind, so sein soziales Milieu, seine Werte, seine Biografie, seine Symptome oder welche Art der Darstellung er für seine Probleme verwendet. Ausgangspunkt für die hypnotische Trance ist der Patient, an ihm orientiert sich das Vorgehen, ob symptomorientiert oder konfliktorientiert. Um die hypnotische Trance als Veränderungsmedium nutzen zu können, sind verschiedene Vorgehensweisen angebracht: regressiv (Bearbeitung des Problems in der Vergangenheit), progressiv (als Vision einer Veränderung), dissoziativ und assoziativ.

Es ist erfreulich, wie es dem Autor gelingt, die einzelnen Schritte anschaulich darzustellen, den Leser und die Leserin nie aus dem Blick zu verlieren und diese mit den Vorgehensweisen dieser Therapiemethode vertraut zu machen. Ein umfangreicher Textanhang gibt Beispiele für allgemeine und Tiermetaphern, für Mythen, für Parabeln und spezielle therapeutische Geschichten sowie für Symbolisierungen, Humor und Rätseln, die in der hypnotherapeutischen Arbeit genutzt werden können.

Dirk Revenstorf zeigt auch, dass Hypnotherapie bei richtigem Verständnis eine wirksame Ergänzung anderer Verfahren, insbesondere der Verhaltenstherapie, sein kann. Insofern ist das vorliegende Fachbuch eine spannende Erweiterung des psychotherapeutischen Handelns von Psychotherapeutinnen und Psychotherapeuten sowie eine bedeutsame Fortführung der Buchreihe *Handwerk der Psychotherapie*, in der ein renommierter Psychotherapeut sein theoretisches und vor allem praktisches Wissen zur Verfügung stellt.

Münster, im Februar 2017 *Steffen Fliegel*

Vorwort

Das vorliegende Buch ist bemüht, in Kürze so anschaulich wie möglich das zusammenzufassen, was heute über Hypnose[1] als Zustand und als Therapiemethode bekannt ist. Es wird kein Anspruch auf Vollständigkeit erhoben – weder was die neurobiologischen Befunde noch was die Wirksamkeitsforschung betrifft und schon gar nicht, was die Methodik angeht. Es handelt sich hier um Beispiele, mit denen die charakteristische Qualität der Hypnotherapie verdeutlicht und ein Eindruck von der methodischen Vielfalt wie auch der empirischen Basis vermittelt werden soll. Dabei wird der Versuch unternommen, das vorhandene Wissen einigermaßen übersichtlich zu ordnen.

Nach der Darstellung der physiologischen Grundlagen von hypnotischer Trance als verändertem Bewusstsein wird eine Reihe von Fallvignetten geschildert, bei denen jeweils die Patienten selbst zu Worte kommen und ihre Erfahrung in der Hypnose beschreiben. Das ersetzt keine systematische empirische Forschung zur Wirksamkeit, die in Kapitel 6 thematisiert wird. Doch die Selbstberichte verdeutlichen besser als jede Statistik, was die Wirkung dieses veränderten Bewusstseinszustandes ausmacht. Es werden an mancher Stelle zwei vom Vorgehen her ähnliche Fälle erörtert, die aber völlig anders ausgehen (*Schokolade 1 und 2* und *Anträge schreiben 1 und 2*, s. Kap. 2.2 und 2.3), um zu verdeutlichen, wie die Autonomie des Patienten in der hypnotischen Bearbeitung erhalten bleibt. Wissenschaftstheoretisch gesehen gibt es zwei Typen von Aussagen, die Wahrheitsanspruch geltend machen:

- *Allaussagen* – die in der Psychologie wie z. B. auch in der Meteorologie nur mit Wahrscheinlichkeits-Charakter vorkommen – beanspruchen eine gewisse Allgemeingültigkeit, wenigsten in Bezug auf die Grundgesamtheit, aus der die Stichprobe gezogen wurde.
- Und *Existenzaussagen*, die behaupten, dass es die betreffende Beobachtung zumindest einmal gegeben hat, womit der zugrunde liegende Mechanismus also existieren muss – auch wenn das Ergebnis nicht systematisch wiederholbar ist, weil die Randbedingungen unzureichend bekannt sind.

---

[1] Das Wort ‚Hypnose' wird meist sowohl für den Zustand wie auch für die Methode gebraucht.

Fallvignetten mit Selbstaussagen sind Existenzaussagen und wenn die betroffene Person z. B. eine Amnesie für den Inhalt der Trance hat (und sie nicht lügt), dann muss es einen Amnesie-Mechanismus geben, auch wenn man ihn nicht systematisch herstellen kann. Ebenso wenn eine Person nach einer Trancebearbeitung Nahrungsmittel ohne Symptome verzehren kann, gegen die sie bisher allergisch war, dann muss es auch hier einen Mechanismus geben, der es möglich macht, die normale, nicht überschießende Immunreaktion zu reaktivieren. Da die Fallbeispiele solche Phänomene in einer Reihe von sehr unterschiedlichen Problemen demonstrieren, liegt es nahe anzunehmen, dass durch die Hypnose etwas bewirkt werden kann, was das Alltagsbewusstsein nicht für möglich hält.[2]

Es werden in diesem Buch keine Beispiele von langen Therapieverläufen beschrieben. Lange Therapien (etwa die Behandlung einer Alkoholabhängigkeit) allein mit Hypnose zu bestreiten, ist praktisch unmöglich. Daher bedient sich Hypnotherapie im weiteren Sinn zahlreicher Interventionen aus humanistischen, behavioralen, systemischen oder tiefenpsychologischen Therapieverfahren. Dazu gehören strategische Verschreibungen, Hausaufgaben zum Üben, die Bearbeitung von Träumen usw. Ein solcher Ansatz würde den Rahmen dieses Buches sprengen (s. z. B. zur Depressionsbehandlung Meiss, 2016). Hier geht es um die Darstellung eines Vorgehens, das durch hypnotische Trance als Medium charakterisiert ist.

[2] Im Text wird der Ausdruck Therapeut generisch für weibliche und männliche Therapeuten verwendet. Es wird außerdem immer von Patienten gesprochen, auch wenn manchmal Klient passen würde. Patient bedeutet hier eine Frau oder ein Mann, die oder der ein Problem hat, das mit einer Therapiemethode behandelt wird.

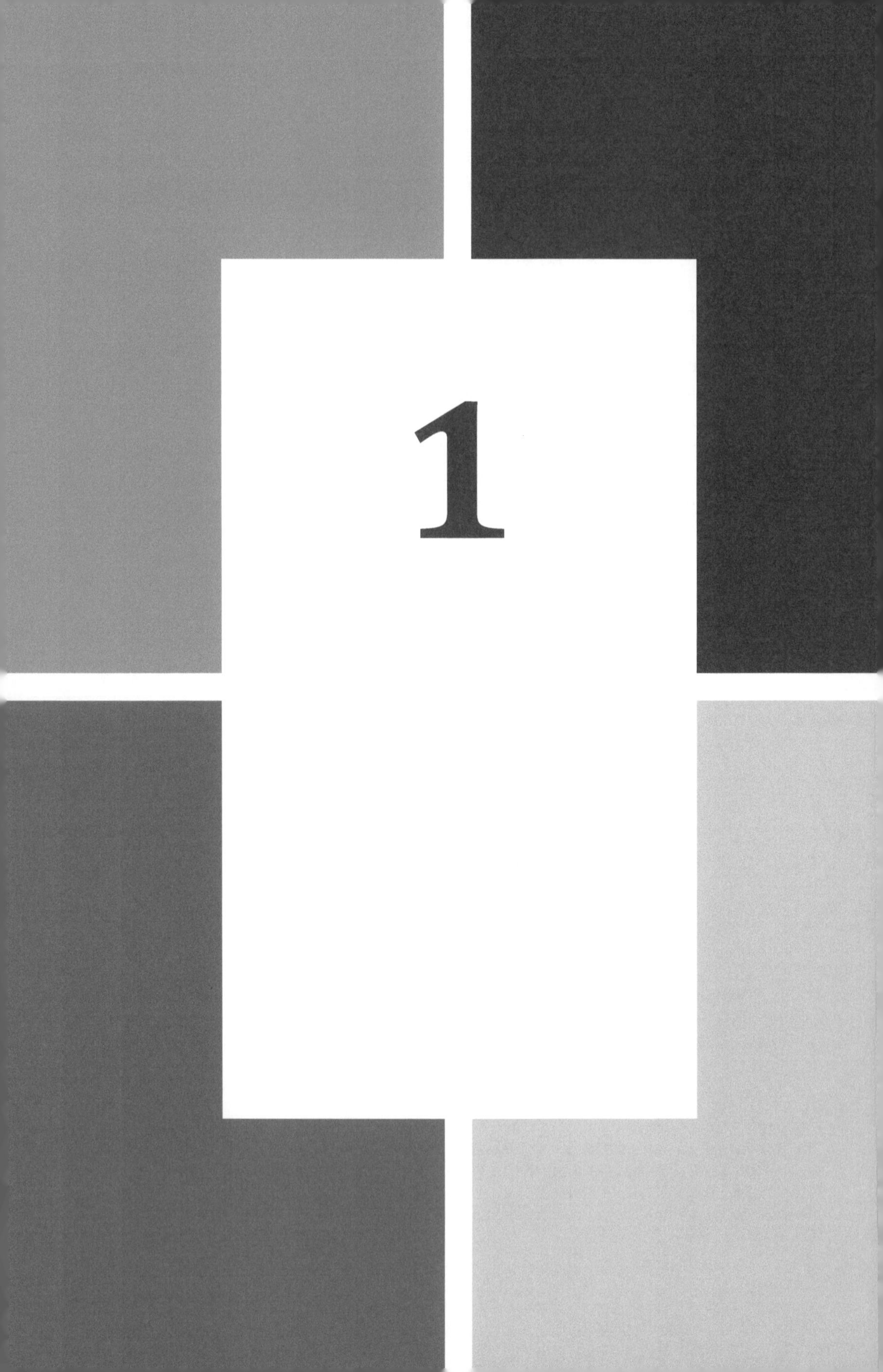
1

Grundlagen

1.1 Hypnose als Ich-freier Zustand

Hypnotische Trance ist ein veränderter Bewusstseinszustand, in dem es möglich ist, die Begrenzungen des Alltagsverhaltens und -erlebens zu überschreiten, das von der persönlichen Biografie ebenso geprägt ist wie von kulturellen Selbstverständlichkeiten. Hypnose befördert das Denken vorübergehend in einen Zustand außerhalb einer Normalität, die durch vernunftgesteuerte Planung, willentliche Vorsatzbildung und Selbstbewertung charakterisiert ist. Hypnose ist immer dann hilfreich, wenn das Individuum sich in einer kognitiven oder emotionalen Sackgasse befindet, in der die gewohnten Denk- und Affektmuster versagen. Hypnose ist auch hilfreich, um bewusste und unbewusste Abläufe im Sport und das Erregungsniveau in Stresssituationen wie Wettkampf oder Präsentation zu optimieren. Dieser Bewusstseinszustand ist durch folgende subjektive Merkmale gekennzeichnet (Lynn, Kirsch, Neufeld & Rhue, 1996; Spiegel & Moore, 1997; Oakley & Halligan, 2009):

- Absorption
- Zeitlosigkeit
- fokussierte Aufmerksamkeit
- Dissoziation externer Reize
- herabgesetzte gedankliche Spontanaktivität
- erhöhte Suggestibilität.

Während man *Absorption* als intensive Konzentration auf ein Objekt und *Fokussierung* als Begrenzung des Wahrnehmungsbereiches sowie die herabgesetzte *gedankliche Aktivität* nicht so leicht objektiv erfassen kann, sind *Dissoziation* z. B. durch Schmerzunempfindlichkeit, *Zeitlosigkeit* durch die Verzerrung der Wahrnehmung der während der Trance verstrichenen Zeit (im Allgemeinen auf die Hälfte verkürzt) und *Suggestibilität* durch die bekannten Suggestibilitätstests messbar. Absorption bedingt u. a. das Gefühl der Zeitlosigkeit.[3] *Fokussierung* und *Dissoziation* sind ebenso wie erhöhte *Suggestibilität* und *herabgesetzte gedankliche Eigenaktivität* im gewissen Sinne komplementär.

---

[3] Wie man es auch im Kino oder bei der Vertiefung in ein spannendes Buch erlebt.

Nach Blakemore, Oakley und Frith (2003) ist in der hypnotischen Trance die Beziehung zwischen Wollen (Volition) und Handlung (Aktion) verändert und es kann die interne Repräsentation des Selbst in einer Weise beeinflusst werden, die nur zum Teil dem Bewusstsein zugänglich ist. Dies erleichtert Veränderungen der Wahrnehmung, der Einstellung, der Affekte und der motorischen Kontrolle. Dabei neigen Menschen offenbar

- entweder eher zu einer absorptiven (Versunkenheit)
- oder zu einer dissoziativen (Selbstvergessenheit) Form von Trance.

So weit zur phänomenologischen Definition.

Wie man aus neurobiologischen Untersuchungen weiß, liegen die physiologischen Grundlagen des veränderten mentalen Prozesses in einer besonderen Verschaltung bestimmter Hirnregionen und ihrer Aktivierung bzw. Deaktivierung (s. u.). Vereinfacht ausgedrückt ist der Teil des Gehirns, der für die kritische Evaluation des eigenen Handelns und die Planung sowie die Überprüfung der Konsequenzen zuständig ist, nämlich der präfrontale Cortex (PFC) bzw. bestimmte (dorsolaterale) Regionen davon, anders verschaltet – z. T. in seiner Aktivität vermindert und z. T. vermehrt. Ebenso ist der Precuneus (PCu), die Region, die für die Selbstwahrnehmung zuständig ist, in manchen hypnotischen Kontexten weniger aktiv und in anderen vermehrt aktiv.[4] Dadurch entfallen bei der Rezeption von Suggestionen oder der Betrachtung von Erinnerungen oder inneren Bildern in der Hypnose viele Beschränkungen des gewohnten Denkens, die in stillen Kommentaren zum Ausdruck kommen wie „Das kann ich nicht. Das soll ich nicht. Das hat noch nie geklappt. Was werden die anderen sagen, passt das zu mir? Was hat das für Konsequenzen?" usw. Andererseits können Anteile der Persönlichkeit aktiviert werden, die im Alltag untergehen. Es ist so, als ob anstatt des Alltags-Ichs ein Selbstverständnis mit breiterem Spielraum zugänglich wird. Diese Erkenntnis wird durch Untersuchungen mit bildgebenden Verfahren belegt (s. Halsband, 2015; Haipt, 2016).

Die neurobiologischen Untersuchungen mit verschiedenen Methoden (EEG, evozierten Potentialen, bildgebenden Verfahren) zeigen also, dass in einer Leerhypnose ohne inhaltliche Suggestionen das sogenannte Default Mode Network (bestehend u. a. aus Precuneus, posteriorem zingulärem Cortex und medialem präfrontalem Cortex), das mit schweifenden, selbstreflexiven Gedanken assoziiert

[4] Der Precuneus ist z. B. aktiviert, wenn man seinen Namen hört oder einen Text in Ich-Form vorliest.

wird, weniger aktiv ist. Es wird vermutet, dass dadurch der Zugang zum semantischen und zum emotionalen Gedächtnis reduziert ist, auch das Zeitgefühl und die anhaltende Aufmerksamkeit sowie die Handlungsplanung sind vermindert. Außerdem kommt es in hypnotischer Trance zum einen zu einer Aktivierung des visuellen Cortex, wodurch bildhaftes und konkretes Denken gefördert wird. Zum anderen ist der Wahrnehmungsfokus eingeengt – entweder auf ein Objekt, eine Vorstellung oder auch auf die Stimme des Hypnotiseurs. Bei einer mit Aufgaben verbundenen Trance, wie bei posthypnotischen Suggestionen, scheint sich die Verbindung (Konnektivität) zwischen Precuneus und präfrontalem Cortex zu verändern (Cojan et al., 2009), was so interpretiert wird, dass die Exekutivkontrolle beeinflusst wird.

Erickson hat – ohne von diesen hirnphysiologischen Ergebnissen wissen zu können – etwas Ähnliches formuliert, nämlich, dass Trance ein Zustand sei, in dem andere gedanklichen Verknüpfungen und mentale Prozesse möglich sind als im Alltagsbewusstsein und dadurch Problemlösungen erleichtern. Freud betrachtete hypnotische Trance als einen Zustand *passagerer Ich-Schwäche mit verminderter Abwehr*, der zu Veränderungen genutzt werden kann, die sonst blockiert oder abgespalten sind. Zu den Phänomenen der Hypnose gehört es, dass keine dauerhafte Ich-Schwäche zurückbleibt und die Veränderungen, die durch die größere mentale Plastizität des Trancezustandes als eine Erweiterung des emotional kognitiven Rahmens zustande gekommen sind, nach Beendigung der Hypnose im Allgemeinen erhalten bleiben und integriert werden können, sofern sie alltagstauglich sind.

Entspannung unterscheidet sich vom Zustand hypnotischer Leertrance dadurch, dass die oben genannten Hirnregionen (PFC und PCu) nicht deaktiviert sind. Hypnose hat auch nichts mit Schlaf gemeinsam, obwohl sie historisch bisweilen dafür gehalten wurde: etwa von Puységur, einem Schüler Mesmers (1734–1815), ebenso von dem englischen Arzt Braid (1795–1860), der die Hypnose nach dem griechischen Gott des Schlafes, Hypnos, benannte, oder von Pawlow (1849–1936), der sie als partiellen Schlaf bestimmter Hirnregionen bezeichnete. Vielmehr zeigt sich im EEG ein Zustand fokussierter Aufmerksamkeit mit erhöhter Alpha-Tätigkeit (Williams & Gruzelier, 2001), die dem Einschlafstadium vergleichbar ist. Die oft vermutete Verlagerung von links- nach rechtshemisphärischer Aktivierung konnte in der einfachen Form nicht eindeutig gestützt werden (Walter, 1992).

Auch von der *Meditation* ist hypnotische Trance unterscheidbar (s. Kap. 5.4), allein schon dadurch, dass Meditation (ebenso wie Selbsthypnose) nicht in dem Maße wie Hypnose von der Anleitung durch eine zweite Person und der Fokussierung auf deren Stimme begleitet ist. Eine erhöhte EEG-Aktivität im Alpha- und Theta-Bereich ist bei beiden Zuständen zu vermerken. Tiefe Trance und die Handlevitation in der Trance (automatisches Anheben von Hand oder Arm, s. auch

Kap. 5.2.2) zeichnen sich besonders durch vermehrte Theta-Aktivität (s. Hinterberger, Schoner & Halsband, 2011) und Meditation durch vermehrte Aktivität im Gamma-Bereich aus. Allerdings ist zu beachten, dass es sehr unterschiedliche Meditationsformen gibt, die ihrerseits in den EEG-Mustern voneinander abweichen (Halsband, Müller, Hinterberger & Strickner, 2009). Auch unterscheiden sich die EEG-Muster erfahrener Meditierender von Novizen.

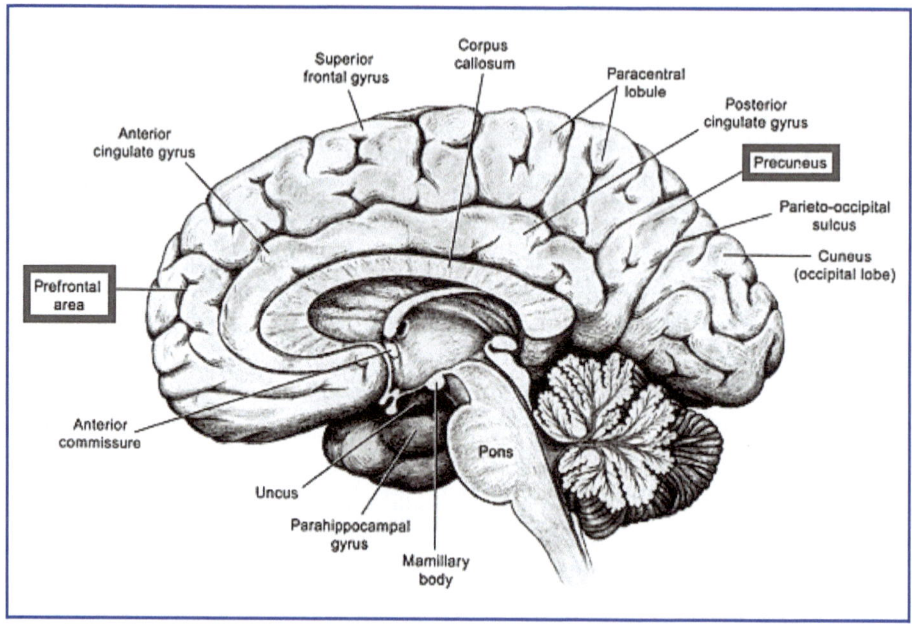

Abbildung 1: *Zerebrale Regionen Präfrontaler Cortex und Precuneus (aus Gehirn-atlas.de)*

1.2 Kognitive, motorische und sinnliche Veränderungen

Bis zur Ankunft bildgebender Verfahren konnte man hypnotisches Verhalten für etwas halten, das Menschen aus Gründen der sozialen Erwünschtheit mitmachen, sei es auf der Bühne oder im Therapiezimmer. Inzwischen liegen jedoch Untersuchungen aus dem *sensorischen Bereich (Schmerz-, Farbwahrnehmung), dem moto-*

rischen Bereich (Bein-, Handmotorik) und dem kognitiven Bereich (Stroop-Interferenz) vor, die zeigen, dass unter Hypnose objektive und neuronal nachweisbare Veränderungen stattfinden, die außerhalb der willentlichen Kontrolle liegen, d. h. nicht simulierbar sind.

Raz, Fan und Posner (2005) konnten zeigen, dass die reflexartig eintretende Reaktion beim Stroop-Interferenz-Test sich durch eine hypnotische Suggestion verändern lässt. Normalerweise wenn nach der Farbe des visuell dargebotenen Wortes ‚Grün' gefragt wird, antworten die Probanden mit leichter Verzögerung fälschlicherweise „grün", auch wenn das Wort in blauer Farbe erscheint. Offenbar dominiert die semantische über die sinnliche Information. Dagegen wird durch die posthypnotische Suggestion, es handele sich um kein Wort, sondern um Kauderwelsch (negative Illusion), die Interferenz aufgehoben und die Probanden antworten ohne Verzögerung und korrekt „blau".

Kosslyn, Thompson, Constantini-Ferrando, Alpert und Spiegel (2000) fanden heraus, dass die für die Farbwahrnehmung zuständige fusiforme Region im visuellen Cortex trotz objektiv vorhandener Farbreize deaktiviert ist, wenn dem Probanden in Hypnose – mit offenen Augen – die Suggestion „grau!" gegeben wird (negative Illusion). Und umgekehrt wird die fusiforme Region durch die hypnotische Suggestion „farbig!" aktiviert, auch wenn die Person auf Grauflächen schaut (positive Illusion). Die Ergebnisse von Otto (2007) zeigen, dass bei der hypnotischen Instruktion („farbig", obwohl in Wirklichkeit grau) im Vergleich zur wahrheitsgemäßen Interpretation („grau") auch Regionen im anterioren zingulären Cortex (ACC) beteiligt sind.[5]

Rainville, Duncan, Price, Carrier und Bushnell (1997) sowie Faymonville et al. (2000) stellten fest, dass parallel zu einer veränderten Aktivität des ACC Schmerzreize unter Hypnose je nach Suggestion verstärkt oder verringert wahrgenommen werden. Bei hypnotisch-suggerierter Lähmung von Bein oder Hand fanden verschiedene Autoren (Cojan et al., 2009; Pyka et al., 2011) eine veränderte Aktivität im ACC bei gleichzeitiger Aktivierung des kontralateralen Precuneus (PCu). Das wird so interpretiert, dass es unter Hypnose nicht zu einer Blockierung, sondern zur Dissoziation im Hilgard'schen Sinne (1974) kommt, d. h. zu einer Abkoppelung von Außenreizen und deren Ersatz durch eine suggerierte Selbsteinschätzung: „Dieser (Schmerz-)Reiz ist nicht wichtig" bei Anästhesiesuggestionen oder „Dies ist farbig und nicht grau" bei der suggerierten Farbsuggestion oder beim Stroop-

[5] Nach McGeown et al. (2012) tritt bei passender Suggestion diese visuelle Illusion bei hochsuggestiblen Personen mit und ohne hypnotische Induktion ein, gleichzeitig mit den entsprechenden Veränderungen in der fusiformen Region, bei Niedrigsuggestiblen dagegen unter keiner der beiden Bedingungen.

Test „Das ist Kauderwelsch und kein Farbwort". Oder es kommt zu einer Dissoziation der Hand, die verhindert, dass sie bei gelernten Auslöser-Reizen („Bitte Knopf drücken!") reagiert. Stattdessen findet eine Orientierung auf die veränderte Selbst-Repräsentation statt („Diese Hand steht nicht zur Verfügung, weil sie gelähmt ist"). Es ist so, als übernähme in der Hypnose ein durch Suggestion und Vorstellung ausgelöstes verändertes Selbstbild die Regie und reduziert einerseits die bewusste Handlungskontrolle im Frontalhirn (orbitaler PFC) und ersetzt andererseits die normalerweise vorhandene reflexartige Steuerung der Wahrnehmung und Handlung.

Die Veränderungen im Frontalcortex und Precuneus machen erklärlich, wie sich Hypnose vom Alltagsdenken und auch vom entspannten Ruhezustand (sogenannter *Default Mode*) sowie von einer wachen Zielorientierung oder aktiven Aufgabenanalyse unterscheidet. Die hypnotisierte Person reagiert auf Suggestionen und damit verbundenen Imaginationen so, als würde sie ihr „Alltags-Ich" ignorieren. Sie unterlässt es, ihre Handlungen auf zukünftige Konsequenzen hin und die Wirkung auf andere zu überprüfen; so als würde sie darauf verzichten, Gedanken oder Handlungen unmittelbar mit den gewohnheitsmäßig auftauchenden semantischen oder emotional-episodischen Kategorien abzugleichen. Damit stehen Bewertungen wie z. B. „Das kann ich nicht" oder „Das bin ich nicht" oder „Das darf ich nicht" weniger im Vordergrund. Dies könnten die Gründe dafür sein, dass es in Hypnose möglich ist, Wahrnehmungs- und Verhaltensmöglichkeiten zu suggerieren, die zum Selbstbild des Alltagsdenkens nicht zu passen scheinen. Vielmehr sind dessen Begrenzungen und unwillkürliche, reflexartige Reaktionen wie im Stroop-Test, in der konditionierten Reaktion des Knopfdrückens oder der Schmerzwahrnehmung „abgespalten" (Dissoziation), die andernfalls die Ausführung der hypnotischen Suggestion behindern würden.

1.3 Periphere physiologische Befunde

Zahlreiche vom autonomen Nervensystem gesteuerte Funktionen sind in der Hypnose trophotrop umgestellt: Vermindert sind Herzrate (HR), Blutdruck, Atemfrequenz, Muskeltonus, Ausschüttung von Stresshormonen wie Cortisol oder Katecholaminen. Die Immunbereitschaft (die Anzahl der T- und B-Lymphozyten) des Organismus sowie die Anzahl der roten Blutkörperchen und Blutplättchen im Serum werden durch hypnotische Trance erhöht (Bongartz & Bongartz, 1988). Einen objektiven Indikator der hypnotischen Trance bietet möglicherweise die Herzratenvariabilität (HRV). Sie ist mithilfe des EKG einfach zu messen[6] und stellt ein Maß dar, mit dem man Hypnose von der Entspannung abgrenzen kann (Diamond, Davis & Howe, 2007). Die Frequenz des Herzschlags wird autonom vom Sinusknoten gesteuert, wird allerdings durch Sympathikus und Parasympathikus (neuronaler Faktor) sowie durch den Adrenalingehalt im Plasma beeinflusst (humoraler Faktor). Die HR reagiert im gesunden Zustand sensibel auf innere und äußere Veränderungen. Ein gesundes Herz schlägt daher unregelmäßig mit geringfügigen Abweichungen. Diese Variabilität (HRV) gilt als Kennwert für die Anpassungsfähigkeit des Organismus an äußere und innere Belastungen (Fenzl & Schlegel, 2010), als ein Indikator für Schwingungsfähigkeit (Resonanz) im Austausch zwischen Organismus und Umwelt.

In hypnotischer Trance fanden Diamond et al. (2007) heraus, dass die Amplitude des Herzschlags erhöht, die HR niedriger und die HRV größer waren als in der Entspannung. Das deutet darauf hin, dass sich der Einfluss des autonomen Nervensystems (Sympathikus und Parasympathikus) auf das Herz-Kreislauf-System und den ganzen Körper in der Hypnose im Vergleich zur Entspannung verändert. Die bisherigen Befunde zur HRV und Hypnose sind jedoch nicht ganz einheitlich. Insgesamt scheinen diese Ergebnisse aber dafür zu sprechen, dass es in Hypnose eine Veränderung der HRV und einen Einfluss des autonomen Nervensystems gibt, die es möglich machen, hypnotische Trance von Entspannung abzugrenzen.

Ein anderer Befund betrifft die hypnotische Beziehung und die Ausschüttung des Bindungshormons Oxytocins. Varga und Kekecs (2014) ermittelten einen Anstieg des Hormons im Speichel bei den Probanden, wenn diese den Hypnotiseur als zugewandt empfunden hatten, und einen Anstieg des Oxytocins beim Hypnotiseur, wenn der Proband eine emotional schwache Elternbeziehung berichtet hatte. Umgekehrt entdeckten die australischen Forscher Bryant und Hung (2013), dass ein als Spray verabreichtes Oxytocin im Vergleich zu einem doppelblind angewendeten Placebo in der Hypnose bei männlichen, hochsuggestiblen Probanden die posthypnotische Bereitschaft zu sozial unangemessenen Verhaltensweisen (fluchen, laut singen und tanzen) signifikant erhöhte.

Die Oxytocin-Ausschüttung könnte durch die situativ enge Bindung an den Hypnotiseur gefördert werden und dies wiederum würde die Bereitschaft erhöhen, seinen Aufforderungen zu folgen. Die hypnotische Induktion stellt eine über den üblichen Gesprächskontakt hinausgehende Nähe zum Hypnotiseur her, die diesen hormonellen Mechanismus u. U. auslösen könnte. Dadurch wird das Vertrauen und

[6] Die HRV ist heutzutage mit einem modernen Smartphone messbar, etwa mit der App S-Health.

die Kooperationsbereitschaft erhöht und die soziale Angst gemindert (s. das Übersichtsreferat von Zelinka, Cojan & Desseilles, 2014). In diesem Zusammenhang lassen sich auch die z. T. bizarren Formen der Intimität der Bühnenhypnotiseure sehen (den Probanden rückwärts fallen lassen und dann auffangen, ins Gesicht pusten u. a.). Es ist demnach anzunehmen, dass der Effekt von Oxytocin auch therapeutisch genutzt werden kann, z. B. um psychische Störungen effektiver behandeln zu können. Oxytocin beeinflusst die soziale Interaktion im Sinne von Empathie, Liebe, Vertrauen und Ausgeglichenheit sowohl innerhalb einer Spezies als auch sogar zwischen unterschiedlichen Spezies, etwa zwischen Mensch und Hund (s. Halsband, 2015).

1.4 Bühnenhypnose

Hypnose fasziniert die Menschen von jeher, weil sich mit ihr der mystische Glaube verbindet, Dinge jenseits der Vernunft zu erfahren. Außerdem besteht die magische Vorstellung von einer besonderen Macht, die durch die Hypnose ausgeübt werden könne. Eine solche Auslegung kommt manchen Menschen entgegen, da sie einerseits den Hypnotisanden von Verantwortung für sein Handeln befreit und andererseits dem Hypnotiseur das Gefühl von Omnipotenz verleiht, was ihm narzisstische Zufuhr gewährt. Es scheint, als ob mit verteilten Rollen Grandiosität in Szene gesetzt wird, wobei der eine aktiv und der andere passiv partizipierend mitwirkt, indem der Hypnotisand die dem Hypnotiseur zugestandene Macht beobachtet und sich vielleicht unbewusst damit identifiziert. In der Bühnenhypnose findet das Ganze vor applaudierendem Publikum statt. Diese Inszenierung wird in Thomas Manns Novelle *Mario und der Zauberer* (1930) eindrucksvoll beschrieben. Man könnte auch vermuten, dass eine archaische Folgsamkeit reaktiviert wird, die dem Überleben in der Horde dient – in der unsere nächsten Primaten-Verwandten ja leben und der Mensch in grauer Vorzeit vermutlich auch. So hatte Erich Fromm (1941) die Untertanenmentalität in autoritären Systemen als *Furcht vor der Freiheit* erklärt. Daran mag etwas sein (Revenstorf, 2011), und es wird diese Sichtweise in der Bühnenhypnose von Entertainern, Publikum und Probanden als eine „Folie à trois" genüsslich gepflegt.

Die in Unterhaltungsdarbietungen gezeigten Hypnose-Phänomene haben allerdings mit hypnotischer Trance meist nur wenig zu tun. Dabei handelt es sich um ein komplexes sozialpsychologisches Phänomen, bei dem auch hypnotische Trance eine Rolle spielen kann. Zunächst achtet der Bühnenhypnotiseur darauf, dass für die Vorführungen nur kooperative Personen ausgewählt werden. Dafür hat er einen guten Blick und bedient sich kleiner Proben der Folgsamkeit auf seine Suggestionen: Schwanken des Körpers, Unfähigkeit, die Augenlider zu öffnen, Zusammenkleben der verschränkten Hände und Ähnliches. Dann wird ein eindrucksvoller Rahmen geschaffen mit rituellen Gesten wie: mit den Händen über die Lider des Probanden streichen, um sie zu schließen, überraschendes Hochreißen des Armes oder Nach-vorn-Drücken des Kopfes (als würde der Proband einen Diener machen), die schon genannten Intimitäten wie ins Gesicht pusten, den Kopf gegen die Schulter des Hypnotiseurs lehnen, Ritualsätze wie „Schlaf" „Jetzt bist du wach", verbunden mit Fingerschnippen. Dazu gehört auch das Hinlegen des Probanden, das wie eine erschreckende Unterwerfung (väterliche Autorität) mit anschließendem fürsorglichem Auffangen (mütterlicher Schutz) wirkt. Und das Ganze untermalt mit geheimnisvollem Licht und Klangeffekten. Am Ende resultiert eine klare Hierarchie: Die Probanden liegen am Boden, der Meister schreitet über sie hinweg.

Die dann gezeigten sogenannten hypnotischen Effekte sind alle ohne Hypnose durchführbar, z. B. die hypnotische Planke. Bongartz (Bongartz & Bongartz, 1988) zitiert Untersuchungen, die zeigen, dass fast alle gesunden Menschen die dazu nötige Körpersteifheit auch ohne Hypnose ein bis zwei Minuten herstellen können – ganz abgesehen von den lächerlichen Darbietungen wie ein Huhn zu gackern, so zu tun, als sei ein Schuh eine Katze, die man streichelt, oder ein Stuhl die Liebste, mit der man tanzt.

Bemerkenswert daran ist, dass sich Menschen dazu hergeben, alberne, obszöne und auch scheinbar destruktive Dinge zu tun. Das lässt am ehesten mit der oben beschriebenen narzisstischen Kollusion und der Flucht in die Unterwerfung erklären. In der Hypnose-Inszenierung ist man außerdem exkulpiert, denn der Hypnotiseur wie auch der Volksglaube behaupten ja, man könne gar nicht anders, als seinen Anordnungen zu folgen. Der Proband ist von der Verantwortung für den Unsinn, den er mit veranstaltet, entlastet. Das heißt, er kann mal „die Sau rauslassen", was sich manche Menschen in anderen Kontexten dadurch gestatten, dass sie sich betrinken und am nächsten Morgen bedauernd erklären, sie seien eben beschwipst gewesen. Insofern kann man die Bühnenhypnose als dionysischen Kult betrachten, bei dem es wie im Fasching im begrenzten Rahmen gestattet ist, über die Stränge zu schlagen und der zivilisatorischen Zwangsmoral kurzfristig zu entkommen.

Hinzu kommt, dass es den meisten Menschen schwerfällt, Spielverderber zu sein, nachdem sie sich einmal auf die Darstellung vor Publikum eingelassen haben. Die Widerspenstigen werden ohnehin vorher aussortiert. Dass manche Probanden dabei tatsächlich in Trance gehen, ist nicht ausgeschlossen (ausführlich zur Bühnenhypnose s. Bongartz & Bongartz, 1988; Peter, 2006; Revenstorf, 2011).

1.5 Gefahren, Risiken, Nebenwirkungen

Bei unsachgemäßer Handhabung der Hypnose, insbesondere der Show- und Bühnenhypnose, können verschiedene Schädigungen auftreten. Unspezifische *Nebenwirkungen* der hypnotischen Trance wie Verstimmung, Benommenheit, Schwindelgefühle, Verwirrung, schwere Träume, Kopfschmerz, Übelkeit kommen nicht häufiger als bei Entspannungsverfahren oder anderen Therapiemethoden vor (2–5 %), wurden allerdings bei der Bühnenhypnose doppelt so häufig beobachtet (MacHovec, 1986). Manchmal sind körperliche Verletzungen durch Unachtsamkeit, z. B. Wirbelsäulenschäden bei der „Planke", vorgekommen. Üblicherweise gehören zur Showhypnose seelische Verletzung durch Beschämung und Erniedrigung.

Retraumatisierungen können gelegentlich unabsichtlich eintreten. Es wurden Fälle berichtet, wo das Zählen zur Vertiefung der Trance Erinnerungen an eine traumatisch verlaufende Narkose wachrief, bei deren Einleitung ebenfalls gezählt wurde, oder das Flackerlicht des Bühnenhypnotiseurs die Erinnerung an einen nächtlichen Autounfall. Bedauerlich ist es in solchen Fällen, wenn die betroffene Person damit in einem vulnerablen Zustand sich selbst überlassen bleibt, weil der Laienhypnotiseur fachlich inkompetent ist und den Probanden nicht versorgen kann. Da sich hypnotisierte Personen in einem Zustand herabgesetzter Abwehr befinden, sind in seltenen Fällen durch die Hypnose larvierte Depression, Manie oder Psychosen ausgelöst worden.

Gelegentlich wird von sexueller Überrumpelung während der Trance berichtet und gerichtlich verfolgt. Auch wird der Hypnose irrtümlicherweise die Möglichkeit zur Anstiftung selbst- oder fremdschädigenden Verhaltens (Diebstahl, Verletzung, Mord) zugeschrieben. Entsprechende Experimente scheinen zu zeigen, dass unter Hypnose suggeriert werden könne, andere zu vergiften oder selbst tödliche Schlangen anzufassen. Nur wird dabei übersehen, dass der institutionelle Rahmen (Universität, Klinik, Fernsehen) und die Öffentlichkeit immer den Spielcharakter solcher Vorführungen garantieren. Denn welcher vernünftige Mensch wird denken, dass es blutiger Ernst ist und „draußen schon der vorbestellte Leichenwagen wartet".[7]

Hypnose bewirkt eine erhöhte Vorstellungsintensität und *die freiwillige Abhängigkeit* von einem als wohlmeinend eingeschätzten Hypnotiseur. Daher sind Menschen in diesem Zustand besonders suggestibel und aufgrund der *emotionalen Öffnung* ungeschützter als im Alltag. Sie geben einen Teil der Kontrollfunktionen sowohl über die äußere Situation als auch über die suggerierten Inhalte ab. Hinzu

[7] Wie ein Blogger treffend bemerkte.

kommt, dass die volkstümliche Meinung dem hypnotisierten Menschen fälschlicherweise Willenlosigkeit zuschreibt, was dazu führt, dass er dem Hypnotiseur einen gewissen Einfluss auf sich zubilligt und manchmal *zu loyal* verhält. Der Missbrauch dieses Einflusses zu Unterhaltungszwecken zieht dann nicht selten Demütigung und Peinlichkeit nach sich. Die moderne Auffassung von therapeutischer Hypnose geht jedoch davon aus, dass der Patient durch die hypnotische Trance in die Lage versetzt wird, seinen Einfluss *auf sich selbst* besonders wirkungsvoll zu entfalten und die für seine Heilung nötigen Kräfte in sich zu mobilisieren.

1.6 Klinische Hypnose

Insgesamt lässt sich feststellen, dass Hypnose einen von Schlaf, Entspannung und dem Alltagsbewusstsein physiologisch unterscheidbaren Bewusstseinszustand darstellt. Dieser Zustand ist durch willkürlich nicht beeinflussbare Veränderungen gekennzeichnet (Herzratenvariabilität, Reaktionen im Stroop-Test, Lähmung motorischer Reflexe, Durchblutung der fusiformen Hirnregion durch Farbillusionen, suggerierte Analgesie). Für die klinische Arbeit ergibt sich durch die Hypnose eine Öffnung des mentalen Prozesses nach vier Seiten:

- zur Erinnerung
- zum Körper
- zu Bildern, Symbolen bzw. Metaphern
- und zum Therapeuten.

Die *Erinnerung* ist in der Weise zugänglich, dass Bilder aus der Vergangenheit leicht und lebendig reaktiviert werden können und auf Erfahrungen der Vergangenheit im Sinne einer Vervollständigung des gegenwärtigen Erlebens eingewirkt werden kann, und zwar in einer Weise, die fast kindlich naiv wirkt (s. auch Kap. 5.3.1).

Flugphobie

Eine Patientin mit einer Flugphobie stieß z. B. in einer Altersregression auf die Szene, als sie im Alter von 6 Jahren auf dem Lenker des Fahrrads ihres Vaters saß und holpernd über das Kopfsteinpflaster der Dorfstraße mit ihm fuhr und sich dabei vollkommen beschützt gefühlt hatte. Sie konnte in der Trance dieses Gefühl der Geborgenheit auf die Situation im Flugzeug übertragen, wenn es über die

Startbahn rollt, was bis dahin Panik bei ihr ausgelöst hatte. Sie vermochte also in irrationaler Weise die positive Emotion dieser Kindheitserinnerung auf eine völlig andere reale Situation der Gegenwart zu übertragen und damit das Angstgefühl zu kompensieren.

Es wird deutlich, dass die Lösung des Problems darin liegen kann, einen Zustand zu reaktivieren, in dem eine ähnliche physische Erfahrung eine affektiv andere Bedeutung hat und damit als Problem nicht mehr spürbar ist. Umgekehrt kann man in der Hypnose in ebenso irrationaler Weise auf die schon gelebte, aber emotional unabgeschlossen gebliebene Erinnerung einwirken.

Missbrauch

Eine Frau beklagte z. B., dass sie den Sex mit ihrem Mann durchaus genießen könne, aber immer, wenn er sich nähere, in Panik gerate, die nach der Penetration verschwände. Sie berichtete, dass im Alter zwischen 6 und 8 Jahren ihr Vater morgendlich an ihr Bett getreten sei und sie „befummelt" habe. In der hypnotischen Bearbeitung wurde nach Reaktivierung der Szene (mit entsprechenden Sicherheitsvorkehrungen) suggeriert, sie hätte einen Zauberspray, den sie in Richtung Vater sprühe, und er würde sich in Luft auflösen oder fliehen. So naiv es klingen mag, aber es ist so, als würde die Hilflosigkeit des Kindes in der Trance nachträglich durch eine Machtphantasie ergänzt, welche die Patientin in die Lage versetzt, die (kindliche) Opferrolle hinter sich zu lassen, die reflexartig durch die erotische Annäherung des geliebten Mannes ausgelöst wird, auf den sie dann nicht mehr mit Furcht reagiert.

Die zweite Öffnung ist die zum *Körper*. Einerseits lassen sich durch mentale Bilder körperliche Prozesse auslösen.

Einer Patientin wurde z. B. zur Bearbeitung des Stresses, in den sie mit ihrem Kind bei den Hausaufgaben geriet, in Trance suggeriert, sich als Metapher der Gelassenheit einen ruhig dahinfließenden Fluss vorzustellen. Nach der Trance ging die Patientin sofort auf die Toilette und berichtete, dass mit Vorstellung des Flusses ihre Regelblutung eingesetzt habe. Das war natürlich nicht intendiert, macht aber die *psychophysische Plastizität* in der Hypnose deutlich (Crawford, 1989).

Es macht auch deutlich, dass – trotz der erhöhten Kooperationsbereitschaft des Patienten in der Trance – der Körper seine Autonomie bewahrt und in seiner eigenen Weise reagiert. Andererseits wird die Handlevitation als *Signalsystem* verwendet, um die innere, intuitive Zustimmung (Steigen) oder Ablehnung (Sinken) zu einer Vorstellung in Form einer körperlichen Reaktion zu klären, etwa der Entscheidung, sich das Rauchen abzugewöhnen (s. Kap. 5.3.4). Die unbewusst gesteuerte körperliche Reaktion der Hand wird bewusst wahrgenommen, ohne dass der Patient genau weiß, warum er im Moment zustimmt oder nicht zustimmt. Das heißt, in der hypnotischen Trance wird das besonders deutlich spürbar, was Damasio (1997) als somatische Marker bezeichnet.

Die dritte Öffnung ist die zu *Bildern, Symbolen und Metaphern.*

Der Patientin, die sich das Essen in Stresssituationen abgewöhnen wollte (s. die Fallvignette *Naschen* Kap. 2.2) wurde in der Trance die Märchen vom Hirsebrei, der überfließt, und vom Aschenputtel erzählt (s. Anhang[8]). Sie überwand das Nasch-Problem nach der Hypnosesitzung und berichtet, dass sie aus der Trance vor allem die Geschichte vom süßen überquellenden Brei erinnere, und zwar genau die Stelle, „an der dieser Brei so ekelig war, dass keiner ihn essen wollte und deshalb kein Mensch mehr in die Stadt kam" – obwohl das in der Trance gar nicht gesagt wurde. Und vom Aschenputtel wisse sie noch die Stelle, wo die Tauben sagen: „Die guten ins Töpfchen und die schlechten ins Kröpfchen."

Beide Märchen sind vielen Menschen aus der Kindheit bekannt (*Aschenputtel* ist das Lieblingsmärchen der Patientin). Wenn man die Geschichten aber im normalen therapeutischen Gespräch ins Gedächtnis rufen würde, wäre der Effekt wohl ein mitleidiges Lächeln und vielleicht der Kommentar: „Ja, kenn ich, hat man mir als Kind erzählt."

Der Hinweis auf das Märchen würde als irrelevant beiseitegelassen werden. Nicht so in der Trance, wo der vermutliche Einwand wegfällt, dass Märchen nur etwas für Kinder sind – was ja die Gebrüder Grimm gar nicht meinten, sonst hätten sie ihre Sammlung nicht *Kinder- und Hausmärchen* genannt.

[8] Es ist ratsam, vor dem Weiterlesen einen Blick auf die Metaphern im Anhang zu werfen, die im Folgenden immer wieder zitiert werden; auf diese Weise erspart man sich wiederholtes Nachschlagen.

Des Weiteren entdecken Patienten manchmal in der Trance passende *Bilder* für ihre Problemlösung.

Petrusfigur

Ein Patient (krebskrank) stellte sich in der Trance einen inneren Berater vor, der ihm bei der Entscheidung behilflich sein sollte, ob er das Heiratsangebot seiner Freundin annehmen oder auf eine andere Alternative warten solle. Ihm tauchte das Bild eines Mannes mit Krummstab auf – offenbar ein Bischof, der aber nichts sagte. In der nachträglichen Diskussion dieses Bildes fand er heraus, dass Petrus, der erste Bischof, der Fels, auf dem die Kirche gebaut ist, ein Zauderer war. Danach hatte er kein schlechtes Gewissen mehr und empfand sein Zaudern als ernsthafte Prüfung und heiratete geraume Zeit später die Freundin (s. Kap. 5.3.4).

Die vierte und u. U. problematische Öffnung stellt die *erhöhte Suggestibilität* in der Hypnose dar, d. h. die Öffnung zum Therapeuten. Es ist gut untersucht, dass in der hypnotischen Trance die Bereitschaft zunimmt, Fremdsuggestionen, aber auch eigene Bilder (s. o.) zu akzeptieren (Weitzenhoffer, 1989). Psychodynamisch gesehen würde man sagen, dass die hypnotisierte Person spontan Elternübertragungen vornimmt – gleichzeitig im Sinne von väterlich leitenden und mütterlich fürsorglichen Elternbildern, wie schon der Psychoanalytiker Ferenzci (1909) bemerkt hat. Das kann im therapeutischen Prozess förderlich sein, wenn es nicht vom Hypnotiseur narzisstisch missbraucht wird – wie bei der Bühnenhypnose. Hierzu der Bericht einer Patientin, die selbst tiefenpsychologische Therapeutin ist:

Prokrastination

Sie bearbeitete in einer Trance das Problem des Hinauszögerns von schriftlichen Arbeiten (Anträge). Nach Einleitung einer tiefen Trance (s. Kap. 5.2.4) wird ihr suggeriert, *dass sie (wie erwünscht) mittwochs um 8.00 h den ganz unwiderstehlichen Drang haben werde, jeweils einen Antrag zu schreiben, und dazu vorher unwillkürlich auf den blauen Stein ihres Armbands schauen werde, um sich in eine fokussierte, leichte Trance zu begeben.*

Die Tiefenhypnose bzw. der posthypnotische Auftrag hätten super geklappt, sagt die Patientin, und deutet es nachträglich als „Turbo-Internalisierung einer autoritativen Suggestion“. Sie berichtet, dass sie noch nie so tief in Trance gewesen sei, es habe sich deutlich anders angefühlt als sonst, als ob es in ihrem innersten existentiellen Kern stattfände. In der Anfangsphase der Hypnose seien plötzlich Panikgefühle aufgekommen, eine vage existentielle Angst vor Identitätsverlust durch Unterwerfung unter Regeln, Autoritäten, Mächtigeres, Endgültiges. Sie deutet die Erregung als Widerstand, dem sie innerlich während der Hypnose mit einer Ansage ihres erwachsenen Selbst begegnet sei: „Lass dich ein." Sie habe zuvor noch nie während einer Hypnose einen Angstzustand gehabt.

Sie schildert, dass sie aufgrund einer schwierigen Beziehung zum Vater zu trotziger Reaktanz oder ausweichend vermeidenden Widerständen neige. Außerdem sei die Mutter eine preußisch strenge, überwältigende, unterwerfende Autorität gewesen, die schimpfend Schuldgefühle induzierte. Nach der Trance hätte sie die Metaphern sehr prägnant und klar in Erinnerung. Etwa der Satz: „Es ist genug!" aus dem Märchen vom überquellenden *Hirsebrei,* und aus der *Tochter des Wanderpredigers* die Stelle, als das Mädchen, statt von einem Galan verführt zu werden, ihn ihrerseits überwältigt. Daraus sei die Selbstsuggestion entstanden: „Ich mache mich über die Berichte her und nicht diese über mich!" Beide Sätze würden als hilfreiche Phrasen wie innere Gebote besonders häufig in den Tagen danach, aber seit einiger Zeit auch täglich zu passenden Gelegenheiten auftauchen. Gleichzeitig habe sich im Verlauf eines Tages nach der Trance ein neues Körpergefühl eingestellt, die Vorstellung einer stabilen, inneren, aufrichtenden Haltung in der Wirbelsäule, die ihr Festigkeit verleihe – und auch das Gefühl, nicht mehr allein zu sein, nämlich dass „da innen noch jemand ist" (Internalisierung). Am Tag der Trance spüre sie – neben dem häufigen „ich überwältige selber" und „es ist genug" – ein Bedürfnis, mäßig zu sein, früh ins Bett zu gehen, alles im Hinblick auf den nächsten Mittwoch. Dies habe sich auch zu Hause fortgesetzt, wo sie sich wie von selbst an zusätzliche aufräumende Aktivitäten gemacht habe, während immer wieder „Mittwoch, 8.00 Uhr!" in ihrem Kopf aufgetaucht sei.

Am Mittwoch sei sie sogar vor dem Wecker aufgewacht, hätte alles hinreichend zügig erledigt und als ihr Blick unwillkürlich auf die blaue Perle des Armbandes (der suggerierte visuelle Auslöser) fiel, den Drang verspürt, nach unten in die Praxis zu gehen, um den Bericht zu schreiben. Nach der Hypnose habe sich das Gefühl einer inneren Ordnung eingestellt, was durch vorangegangene Therapien und Therapieausbildungen wohl vorbereitet war, aber offensichtlich immer noch nicht stattgefunden hatte.

Nicht immer ist die Tranceinduktion so deutlich von Momenten negativer und positiver Übertragung geprägt. Der differenzierte Bericht erlaubt einen guten Einblick in die Psychodynamik der hypnotischen Beziehung und die Öffnung für Suggestionen, die in der Trance möglich ist. Doch auch diese Öffnung ist möglicherweise gegenseitig, sodass dem Therapeuten, der während der Induktion meist selbst in eine leichte Trance geht, für den Patienten passende Bilder einfallen – eher, als wenn er bewusst darüber nachdenken würde.

Die beschriebenen Veränderungen des mentalen Prozesses, die durch eine hypnotische Trance ausgelöst werden können, machen deutlich, dass Hypnose in Psychotherapie, Psychosomatik und Medizin nützliche Anwendungen finden kann (einen Überblick dazu findet sich in Revenstorf & Peter, 2015).

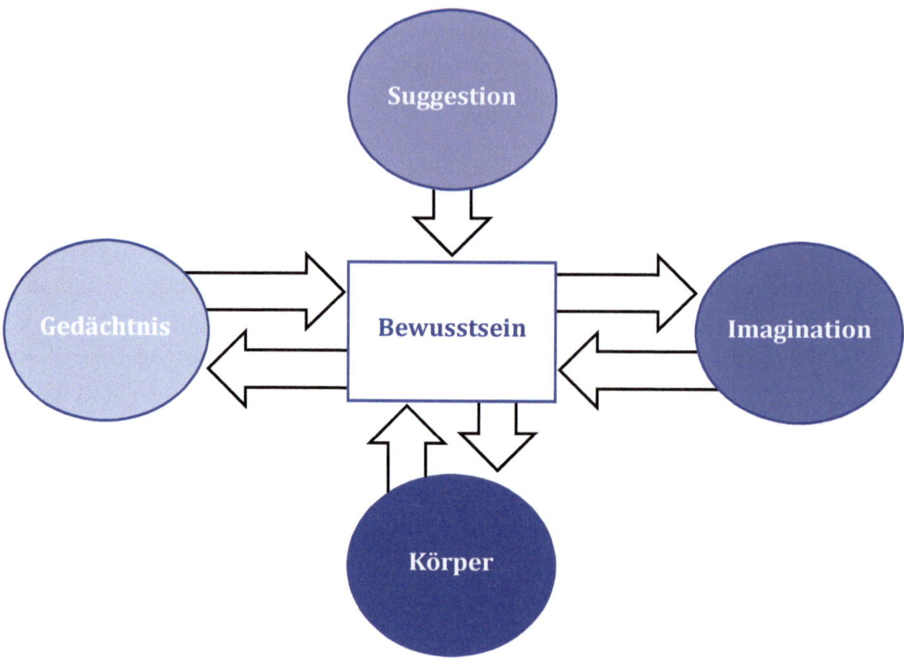

Abbildung 2: *Durchlässigkeit in Trance zu vier Bereichen*

1.7 Hypofrontalität und hypnotische Folgsamkeit

Der in hypnotischer Trance veränderte Bewusstseinszustand scheint gegenüber dem Alltagsdenken erweitert zu sein, indem er der bildhaften Verarbeitung und der Phantasie freien Lauf lässt und sich weder von Widersprüchen[9] noch von Kriterien der

[9] Bei Fehlern in schwierigen Aufgaben zeigen die evozierten Potenziale bei Hochsuggestiblen eine reduzierte Amplitude der P300 (Indikator für Fehlerbewertung) bei unverminderter Amplitude der N100 (Indikator für Fehlerentdeckung).

Vernunft oder Moral leicht stören lässt. Das ist für divergente Lösungsprozesse und für die nachträgliche Ergänzung zurückliegender Episoden durch Rekonstruktion und Suggestion sehr nützlich. Der eingeschränkte Zugang zu emotionalen Erfahrungen und deren Bewertung könnte andererseits die Einordnung des momentanen Geschehens in eine zeitliche Perspektive verhindern. Das würde die Verführbarkeit und das Fehlen von Scham bei Teilnehmern von Showhypnosen erklären, die öffentliche Unterwerfung und Entwürdigung unbefangen hinzunehmen scheinen. Gefühle wie Scham oder Schuld werden erst im Abgleich mit früheren Erfahrungen oder der Vorausschau auf mögliche Konsequenzen spürbar. Doch die Aufmerksamkeit des Hypnoseprobanden ist ganz auf das Hier und Jetzt konzentriert. Alle lachen, also lacht der Proband auch – über sich.

Die genannten Veränderungen der Informationsverarbeitung würden auch die ‚Folgsamkeit' für intra- und posthypnotische Suggestionen erklären, die im Kontext der Bühnenhypnose fatal ist und die im therapeutischen Kontext produktiv sein kann. Damit ergibt sich folgendes Bild (s. Abb. 3) für den Zustand und die Reaktionsweise einer Person in hypnotischer Trance: Die durch Suggestion hervorgerufene sinnliche Erfahrung wird in der Bühnenhypnose durch die dort typische Inszenierung auf die „Macht" des Hypnotiseurs und in der therapeutischen Anwendung auf die Selbstwirksamkeit der Patienten attribuiert.

Man muss allerdings zwischen Suggestionen ohne Trance und Hypnose unterscheiden, die mit einer tieferen Trance verbunden ist. Suggestionen, die ohne lange Trance-Einleitung gegeben werden, wie die Handklammer oder die Armsteifigkeit, sind Effekte der bildhaften Vorstellung körperlicher Reaktionen. Danach kann dann anschließend eine Trance leichter eingeleitet werden, da die „Folgsamkeit" schon gebahnt ist (McGill, 1996).

Intern auf den Probanden
Suggestion einer Vorstellung
sinnliche Erfahrung
Attribution
Selbstwirksamkeit
Therapie
Folgsamkeit
Unterhaltung
Extern auf den Hypnotiseur

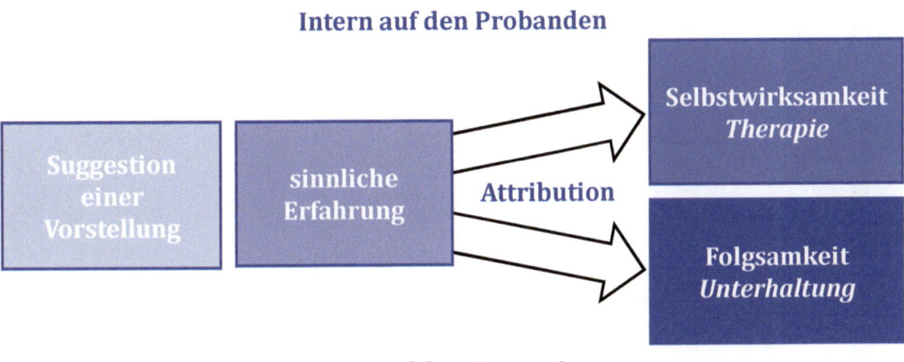

Abbildung 3: *Attribution hypnotischer Effekte als Selbstwirksamkeit und Folgsamkeit*

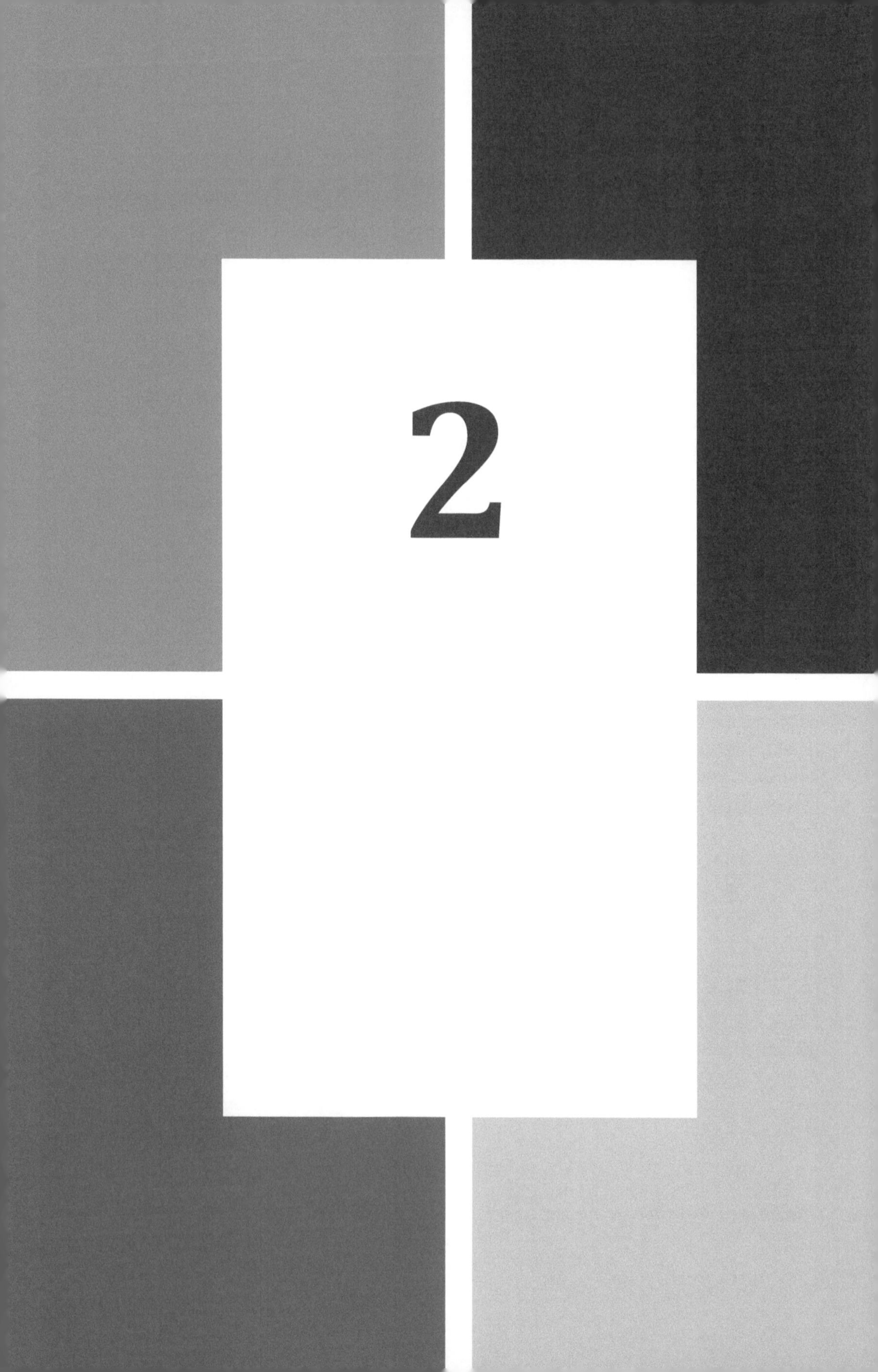

2

Fallbeispiele

2.1 Posthypnotische Aufträge

Die Annahme der Umgehung des Alltags-Ichs in der Hypnose macht therapeutische Veränderungen denkbar, die sonst die Tendenz haben, an eingefahrenen Denkstrukturen und Verhaltensmuster zu scheitern. Das lässt sich an einfachen Fällen von direkten Suggestionen überprüfen. Posthypnotische Suggestionen[10] sind auffällige Beispiele dafür, dass Personen ein in Trance suggeriertes Verhalten nach Beendigung der Hypnose ausführen, obwohl sie das im Alltagsbewusstsein nicht für möglich halten würden.

Sie würden es nicht als ich-synton empfinden und es ablehnen, solch ein verändertes Verhalten ernsthaft in Erwägung zu ziehen. Anscheinend wird diese oft unproduktive Syntonitätsabwägung in Trance unterlassen und die dadurch gefundene Lösung wirkt dann posthypnotisch nach – gewissermaßen ‚revidiert ich-synton'. Obwohl es zur posthypnotischen Nachhaltigkeit noch keine neurobiologischen Erklärungen, wohl aber Wirksamkeitsnachweise gibt, könnte es sein, dass eine hypnotische Suggestion dadurch posthypnotisch weiterwirkt, dass sie in dem Zustand des deaktivierten selbstreferentiellen Denkens nicht nur aufgenommen, sondern auch integriert wird (s. Kap. 1.1).

Posthypnotische Suggestionen sind in ihrer kurz- und mittelfristigen Wirksamkeit gut nachgewiesen (Scholz, 2001; Schnurre, 2015). Parameter für die effektive Gestaltung solcher Suggestionen sind, wie sie Scholz (Scholz, Bleek & Schlien, 2008) beschrieben hat, eine griffige Formulierung eines Zielzustandes in Form einer kurzen *Losung* (z. B. für eine Prüfungssituation: „schnell und präzise arbeiten"), die assoziative Verknüpfung mit handlungsbezogenen internen oder externen Hinweisreizen („Wenn der Uhrzeiger neben dem Fernseher auf 22.00 h zeigt, schalten Sie automatisch den Fernseher aus und haben den unwiderstehlichen Drang, vom Sofa aufzustehen") und die bildhaft deutliche Beschreibung der Szenerie. Der ganze Ablauf muss dem Therapeuten wie ein Film vor seinem inneren Auge erscheinen und für ihn stimmig sein. In den folgenden Kapiteln werden Fälle geschildert, bei denen am Ende der Trance manchmal auch ein oder zwei Metaphern erzählt wurden (s. dazu Kap. 4.4 und 5.3.4).

---

[10] Eigentlich: posthypnotisch ausgeführte hypnotisch suggerierte Aufgaben.

2.2 Essverhalten

Schokolade 1

Eine stark übergewichtige Dame isst normalerweise mehrere Tafeln Schokolade am Tag, die sie im Büro in einer Schreibtischschublade hortet. Nach einer Tranceeinleitung erhält sie die Suggestion:

„Ich esse nur noch ein Stück Schokolade pro Stunde – das sind acht Stück am Tag."

In der nächsten Sitzung berichtet sie, sie hätte aus ihr unerklärlichen Gründen eine Woche lang nur noch ein Stück Schokolade pro Stunde abgebrochen und gegessen und dann jeweils die Tafel zurückgelegt. Drei Wochen später isst sie wieder Schokolade. Nach einem Jahr gefragt, kommt sie kurz ins Stocken und sagt dann: „Keine Schokolade. Ich esse jetzt Kekse."

Schokolade 2

Ein geringfügig (10 kg) übergewichtiger Herr hatte die Angewohnheit, sich abends eine Tafel Schokolade ans Bett mitzunehmen und sie bei der Nachtlektüre zu verzehren. Nach einer Tranceeinleitung erhält er folgende Suggestion:

„... stellen Sie sich jetzt vor, Sie liegen in Ihrem Bett ... und haben in greifbarer Nähe diese bestimmte Schokolade und Sie sehen das Etikett, das Sie so gut kennen, dann öffnen Sie die Schokolade und brechen genau ein Stück ab und haben, nachdem Sie das Stück gegessen haben, unweigerlich das Gefühl totaler Gleichgültigkeit, Sie können gar nicht anders, als die Schokolade zu ignorieren. Sie wird so unwichtig, dass Sie sie vergessen, dass Sie sie fast nicht mehr wahrnehmen. Sobald Sie das eine Stück Schokolade gegessen haben, stellt sich unweigerlich ein Gefühl von Sättigung ein und die Schokolade wird vollkommen reizlos. Sobald Sie das erste Stück gegessen haben, spüren Sie unweigerlich ein Gefühl von Sättigung und die Schokolade wird vollkommen gleichgültig, vollkommen gleichgültig."

Der Patient berichtet, noch eine Woche lang ein Stück Schokolade pro Abend gegessen zu haben – mit leichtem Übelkeitsgefühl. Dass er dann ganz aufgehört und seitdem in sechs Wochen zwei Kilo abgenommen habe.

Ähnliches berichtet eine andere Patientin, die Schoko-Induktion sei ein voller Erfolg gewesen: Sie hätte zwei Kilogramm in vier Wochen abgenommen und habe kaum noch Schokoladengelüste.

In dem nächsten Fall wurde Verzichtssuggestion mit einem hypnotischen Ritual des Loslassens (s. Kap. 5.3.4) verknüpft.

Naschen

Eine Patientin wollte sich das Naschen in Stress-Situationen abgewöhnen, sonst aber gern ab und zu naschen. Es wurde eine tiefe Trance (s. Kap. 5.2.4) angeleitet und die Patientin hielt zwischen Daumen und Zeigefinger ein Blatt Papier, auf dem stand: „Naschen in Stress-Situationen". Es wurde ihr suggeriert: *In den genannten Ausnahmesituationen sind Süßigkeiten ganz gleichgültig. Wenn Ihr tieferes Wissen damit einverstanden ist, werden sich die Finger ganz von allein von dem Papier lösen.* Außerdem wurden mehrere Metaphern erzählt; u .a. die vom Haus der Steine (s. Anhang), in dem mehrere Zimmer von den Familienangehörigen sich befinden, in denen man Steine, die man als Delegation mit sich herumschleppt, dort ablegen kann, weil sie dahin gehören. Und außerdem das Märchen mit dem Hirsebrei, der überkocht, und Aschenputtel.

Sie berichtet: „Es sind nun schon zwei Wochen vergangen, in denen die Trance wirken konnte. In der ersten Woche hätte ich mich noch nicht äußern können, da es diese Stress-Situationen nicht gab, zumindest ist mir keine bewusst – oder es hat schon funktioniert. Nun, da schon zwei Wochen vergangen sind und vor allem im Berufsleben schwierige Situationen stattfanden, kann ich sagen, dass ich kein Verlangen hatte, deshalb Süßigkeiten in mich hineinzustopfen, so wie ich das früher machte. Gleichzeitig kann ich jedoch, wenn ich Lust habe, Süßigkeiten ohne schlechtes Gewissen genießen – genau das wollte ich ja."

Sie erinnerte den süßen Brei, der überquoll, und von Aschenputtel die Stelle „... die schlechten ins Kröpfchen". Dann seien da auch noch Türen, wo die Familie auch vorkam und sie Steine sammeln und ablegen konnte, wobei dieser Teil am meisten im „Nebel" sei. Sie wisse noch, dass sie die Steine teilweise am liebsten in die Zimmer geworfen hätte, und glaubte, dass sie dort das Blatt losließ, das sie zwischen den Fingern hielt.

An den Beispielen wird deutlich, dass eine einfache hypnotische Suggestion dann wirksam sein kann, wenn das fragwürdige Verhalten keinen allzu großen Krankheitsgewinn beinhaltet. Im ersten Fall *(Schokolade 1)* ist mit einiger Wahrscheinlichkeit ein erheblicher Krankheitsgewinn zu vermuten, da die Patientin zu Überarbeitung neigt, aber wenig Ausgleich durch soziale Vernetzung hat, und einmal sagte: „Das Essen können Sie mir nicht nehmen, was hab ich denn sonst." Tatsächlich wirkte die hypnotische Suggestion dennoch, führte aber zu Symptomverschiebung. Im zweiten Fall *(Schokolade 2)* wirkte die hypnotische Verzichtssuggestion direkt und nachhaltig mit entsprechenden Konsequenzen für das Körpergewicht. Offenbar handelte es sich um eine Gewohnheit ohne Konflikthintergrund. Im letzten Fall *(Naschen)* ist ersichtlich, wie die Patientin in der Trance verschiedene Motive in einer Weise verknüpft, dass die Entscheidung, die Gewohnheit loszulassen, innerlich stimmig wird und offenbar auch nachhaltig wirkt.

In den vorangegangenen Fällen konnten sich die betroffenen Personen ein klinisch nicht besonders relevantes Verzichtsverhalten in einer hypnotischen Sitzung aneignen. Allerdings haben sie etwas verändert, was sie nicht für möglich gehalten hatten und seit Jahren belastet hatte. Im nächsten Fall wurde in einer längeren Behandlung Hypnose und Achtsamkeit kombiniert.

Die Patientin kam mit etwa 15 kg Übergewicht, das sie über Jahre nicht loswurde, obwohl sie zwei Mal wöchentlich zum Fitnesstraining ging und mehrere Kilometer am Tag Rad fuhr. In 10 Sitzungen wurden einzelne Situationen hypnotisch bearbeitet (z. B. keine Kekse mehr beim Fernsehen essen, Portionen halbieren). Dabei war ein Fokus auch achtsames Essen; außerdem wurden die hypnotischen Sitzungen als Audioaufnahmen mit nach Hause gegeben. In einer Sitzung eignete die Patientin sich in der Vorstellung die Figur eines stolzen Pferdes an, die ihr als körperlich spürbare Haltung suggeriert wurde (im Sinne von ‚Embodiment', d. h. einer Körperhaltung, die die entsprechende innere Haltung symbolisiert), um den Verzicht zu symbolisieren. Sie berichtet drei Monate später, dass sie insgesamt 5 Kilo abgenommen habe und die Hosen super locker säßen. Sie versuche weiterhin, achtsam mit dem Essen umzugehen, es funktioniere auch und sie habe sich immer das stolze Pferd vorgestellt, wenn's um Knabbereien ging. Ansonsten äße sie immer noch keinen Keks, es gelänge ihr, ein Stück Obstkuchen auf vier Tage zu verteilen, und Kohlenhydrate würden auch immer weniger.

2.3 Alltagsverhalten

Bei den folgenden Beispielen geht es um Verhalten, das suchtartig betrieben oder hinausgeschoben wurde, wobei wieder im ersten Fall die Suggestion problemlos angenommen wurde. Im zweiten wurde sie abgelehnt; doch die Trance brachte die klare Erkenntnis, dass das suggerierte Verhalten nicht guttun würde – obwohl die Intention vorher ausgesprochen wurde.

Anträge schreiben 1

Einer Psychotherapeutin (Mitte 50), die eine Blockade hatte, Kassenanträge zu schreiben, wurde in Trance gesagt, *dass sie donnerstags nach dem Frühstück, wenn die Digitaluhr in der Küche 10.00 h anzeigt, den unwiderstehlichen Drang verspürt, sich an den Arbeitsplatz zu setzen, den Computer anzuschalten und den obersten vom Stapel der unerledigten Anträge zu bearbeiten.* Sie berichtet: „Die Hypnose mit den Donnerstags-Kassenanträgen hat gut geklappt. Ich hab an jedem Donnerstag seitdem einen fertig geschrieben und abgeschickt!!! Außerdem habe ich einen inneren Drang verspürt, mich da dran zu begeben, egal, wie viel Ablenkungen möglich gewesen wären."

Anträge schreiben 2

Ein anderer Kollege (42) schreibt: „Geplant war, dass ich am Freitag. um 7.00 Uhr aufstehe, ins Badezimmer gehe, mich dann an den Schreibtisch setze und Anträge schreibe. Ich bin um 7.00 Uhr aufgestanden, zur Toilette gegangen, habe auf den Rest vom Plan ‚geschissen', mich wieder hingelegt und bis 11.00 Uhr geschlafen. Es gab in der Induktion den Satz: *Die Woche hat 7 Tage und einer ist zum Ruhen da!* Mir ist die Absurdität meines Vorhabens, noch mehr arbeiten zu wollen, bewusst geworden und ich habe nun vor, freitags freizumachen."

Das zweite Beispiel macht ebenso wie das folgende deutlich, dass man nicht vorhersagen kann, was der Patient in der Trance aufnimmt und wie er es verwertet. Das heißt, in der Trance wird offenbar ein Suchprozess angestoßen, der zu einer manchmal unerwarteten, aber subjektiv stimmigen Lösung auf eine Weise führt, dass die Autonomie in der Hypnose erhalten bleibt.

Meditation

Es ging um Aufschieben und Vermeidung bei einer etwa 40-jährigen Frau. Ziel und Inhalt der Hypnose waren abends nach den Tagesthemen, nach dem Heute-Journal oder dem Spielfilm den Fernseher auszuschalten, dann 20–30 Minuten zu meditieren und ins Bett zu gehen.

Die Patientin berichtet: „Ich habe etwas länger gewartet, da ich einfach über die Zeit beobachten wollte, und habe ein kleines Tagebuch geführt. In der ersten Woche hat es wunderbar geklappt. Dann bin ich langsam ‚rückfällig' geworden. Ich habe aber auch deutlich erkannt, woran das liegt. Es ist der Verdrängungseffekt – etwas, das mich tagsüber irgendwie ins Ungleichgewicht gebracht hat, nicht anschauen zu müssen.

Sobald ich den TV dann später ausgeschaltet hatte, war das Thema wieder deutlich da. Insoweit ist das Fazit für mich: Die Hypnose hat gewirkt – denn mir ist jetzt sehr bewusst, warum ich ab und an den TV nicht ausschalte – und das finde ich fast wichtiger, als einfach auszuschalten und den Tag zu reflektieren oder zu meditieren. Es hat mir auf meinem Weg ein Stück weitergeholfen und das ist das Wichtigste für mich. Abends habe ich nun unterschiedliche Rituale, die mich dabei unterstützen, mit positiven, stärkenden Gedanken und Gefühlen ins Bett zu gehen. Es muss nicht nur die Meditation sein."

Spielsucht

Eine 39-jährige Frau hatte die suchtartige Angewohnheit, auf der Toilette und bei Recherchen im Internet auf dem Smartphone bzw. Rechner unkontrollierbar Computerspiele zu spielen. Ihr wurde in der Trance suggeriert, dass sie sich darauf konzentrieren solle, wie viel Toilettenpapier abzureißen wäre und das Smartphone ganz gleichgültig wäre. Sie berichtet: „Die kurze Intervention hat doch ganz erstaunlich gewirkt. Am selben Mittag hatte ich überhaupt kein Bedürfnis, das Spiel zu machen. Ich war auf dem WC, habe das Spiel auf dem Smartphone kurz geöffnet und unbeendet geschlossen.

Später am Tag habe ich im Netz gesurft, aber nicht gespielt. Auch am Abend dieses Tages habe ich gesurft, ohne zu spielen. Die Tage danach hatte es quasi keinen Reiz, das Spiel zu beginnen. Es kam mal auf dem WC der Wunsch vor, aber nicht immer. Selbst da habe ich mich, wenn nötig, anders beschäftigt. Wenn ich an den Tagen danach – bis jetzt – zu anderen Zeiten gespielt habe, war es immer sehr leicht, wieder aufzuhören. Ich habe bisweilen das Programm geschlossen, ohne das aktuelle Spiel zu beenden. Somit habe ich im Moment das Gefühl, eine gute Kontrolle darüber zu haben, wann und wie lange ich spiele – ohne dabei das Gefühl zu haben, aktiv kontrollieren zu müssen. Es ist einfach so, natürlich."

Nach vier Monaten schreibt sie, dass die letzten Monate sehr stressig waren; Krankheit und Todesfall in der Familie, eine Mitarbeiterin sei über vier Monate ausgefallen u. a. Sie fährt fort: „Ich spiele immer weniger und bin insgesamt dabei, mein Online-Verhalten zu ändern. Ich meditiere inzwischen täglich, was viel verändert hat. Das Spielen kommt noch vor, ist aber sehr in den Hintergrund getreten." Sie versuche, bewusster zu leben, sich nicht von den Aufgaben auffressen zu lassen. Dadurch entscheide sie bewusster – was immer deutlicher wird, auch in Kleinigkeiten – und tue daher in vielen Bereichen immer mehr Dinge, die ihr guttun, die ihre Psychohygiene fördern. Und da gehöre Spielen einfach nur selten dazu. Aber sie spiele noch.

2.4 Kommunikation

In den folgenden Beispielen geht es um zwischenmenschliche Beziehungen, bei denen die Interventionen wie in den vorangegangenen Fällen als Therapiebausteine verstanden werden können.

Ehestreit

Ein Paar in einer Ehekrise kam zu einer abschließenden zehnten Sitzung ohne Hoffnung auf Auflösung der Diskrepanzen in der Gestaltung des Alltags. Es kollidierten immer wieder die unterschiedlichen und z. T. komplementären Bewältigungsstile (die Frau schnell, effizient und kritisierend; der Mann gelassen, flexibel und empfindlich). Die dahinterstehenden Bedürfnisse von Unterstützung bei der Frau und Anerkennung beim Mann wurden gegenseitig nicht gesehen und chronisch frustriert. Nach einer Tranceinduktion (Rücken an Rücken sitzend, um das Gefühl, beobachtet zu werden, auszuschalten und die Innenwendung zu erleichtern) erfolgten folgende direkte Suggestionen: *„Immer wenn Sie, Herr Müller, Ihre Frau aufgeregt erleben, sehen Sie unweigerlich das kleine Mädchen in ihr, das in den Arm genommen werden will, und es überkommt Sie das unwiderstehliche Bedürfnis, sie in den Arm zu nehmen."* und *„Immer wenn Sie, Frau Müller, Ihren Mann etwas unwillig und unbestimmt erleben, sehen Sie automatisch in ihm den Mann, den Sie lieben, und es überkommt Sie das unwiderstehliche Bedürfnis, ihm zu sagen, was für ein wunderbarer Mann er ist."* Beide berichten eine Woche später, dass sie die nächsten Stunden sehr zugetan waren und eine relativ konfliktfreie Woche verbracht haben, ohne dass das Thema der Trennung wieder aufgetaucht wäre.

Bei den drei Beispielen, die sich anschließen, wird deutlich, dass weder der Therapeut noch die Patienten bewusst wissen müssen, wie das Problem zu lösen ist. Das widerspricht scheinbar der Maxime einer klaren Anweisung; diese ist aber situativ und im Verhalten dennoch gegeben, wenn auch der Inhalt unausgesprochen bleibt. Eine derartig vage Suggestion reicht manchmal, um eine Lösung zu evozieren, bei der dem Patienten nicht einmal klar ist, wie sie zustande kam.

Redefluss 1

Eine Ärztin fühlte sich immer wieder von einer Praxispartnerin genervt, die so viel redete und „nichts dabei sagte". Die hypnotische Suggestion war sehr schlicht: *„Das nächste Mal, wenn Sie mit ihr reden, werden Sie sie auf unerklärliche Weise dazu bringen,* *sich kurz zu fassen."* Die Ärztin berichtet: „Da ist beinahe ein Wunder geschehen, ich glaube, ich strahle jetzt etwas Anderes auf sie aus. Obwohl ich zuhöre, gerät sie nicht mehr in so einen Redefluss. Das ist eine unendliche Erleichterung meines Arbeitsalltags."

Redefluss 2

Eine 35-jährige Frau wollte endlose Gespräche mit der ‚Mama' vermeiden, die sie als Terror empfand und nicht abzukürzen in der Lage war. Ihr wurde suggeriert, dass beim nächsten Anruf der Mutter sie diese unweigerlich dazu bringen würde, sich kurz zu halten und freundlich zu sein. Die Dame berichtet: „Ich kann nicht sagen, welche Geschichten mir später noch bewusst geworden sind, aber gewirkt haben sie ganz offensichtlich doch, auch wenn ich sie nicht bewusst erinnere. Wenn ich an die Möglichkeit von Fernheilungen glauben würde, wäre ich sicher, dass es irgendwelche magischen Fähigkeiten gibt. Meine Mama hat sich seit unserer Arbeit wirklich verändert, zumindest mir gegenüber. Und ich weiß eigentlich nicht wirklich, wie es dazu kam. Ich hatte wenige Tage nach der Sitzung einen typischen ‚Mama-Terror-Anruf'. Ich hab sie dann nach dem Gespräch nochmal angerufen und ihr ganz klar und freundlich mitgeteilt, dass ich solche Anrufe von ihr nie mehr erhalten möchte, weil die mich unglaublich belasten, dass sie mich aber natürlich immer anrufen kann, wenn es ihr wirklich schlecht geht oder wenn sie einfach nur mit mir reden will. Sonst habe ich bewusst wirklich nichts gemacht – aber die Situation hat sich deutlich entspannt."

Gelegentlich sieht es so aus, als würden die vorher abgestimmten konkreten Suggestionen widerspruchslos ausgeführt. Andererseits werden oft ganz eigenwillige Suggestionen umgesetzt, die relativ vage sind. Die Sitzung mit einer Mitarbeiterin in einer sozialpädagogischen Einrichtung, die im Folgenden berichtet wird, ist einer längeren Therapie entnommen, in der es um Durchsetzung und Abgrenzung ging und in der immer wieder das Gefühl der Hilflosigkeit gegenüber fordernden Menschen zur Sprache kam.

Lächeln

Thema war der Ärger gegenüber der Chefin aufgrund einer heftigen Auseinandersetzung (ein Kind sollte gegen den Willen aller Beteiligten im Heim untergebracht werden). Ihr Wunsch war, der Chefin bei den nächsten Gesprächen wieder ohne Vorbehalte in die Augen schauen zu können. Die hypnotische Suggestion war: *„Sie* *werden Ihre Chefin bei der nächsten Begegnung zum Lächeln bringen."* Sie berichtet: „Ich habe meine Chefin in den nächsten zwei Wochen kaum zu Gesicht bekommen, weshalb die Rückmeldung erst jetzt kommt. Vor ein paar Tagen fand nun eine Besprechung mit der Leitungsebene statt, bei der einige wichtige Dinge besprochen werden mussten, sozusagen die Feuerprobe. Wenn ich sagen würde, es hat sich aller Ärger in Luft aufgelöst, wäre das gelogen, dafür sind die Diskrepanzen der verschiedenen Sichtweisen zu groß. Was ich aber erfreut feststellen konnte, war: Ich konnte gelassener in dieser Besprechung sitzen als je zuvor! Ich konnte sachlich argumentieren, bin auch dort, wo es ärgerlich war, ruhig geblieben.

Und ich konnte alle Beteiligten anschauen, ohne innerlich hochzugehen. Meinem direkten Chef konnte ich sogar ein paar Mal ein Lächeln entlocken. Innerlich musste ich schmunzeln, weil ich gemerkt habe, dass ich mehr Abstand zu der ganzen Sache hatte als meine Kolleginnen und mich emotional nicht mehr so einfangen lassen habe. Ich bin also zufrieden und dankbar. Während ich vorher kurz vor einer mindestens innerlichen Kündigung stand, kann ich jetzt wieder konstruktiv weiterarbeiten."

2.5 Somatische Veränderungen

In den beschriebenen, klinisch nicht besonders schweren Fällen haben die beteiligten Personen erstens etwas an ihrem Verhalten geändert, was sie nicht für möglich gehalten hatten, und zweitens wurde die Änderung meist unwillkürlich und ohne bewusste Mühe ausgeführt. So als würde statt des reflexhaft eintretenden Problemverhaltens ein ‚erweitertes Ich' wirksam, das ohne das Problemverhalten auskommt. Das wird auch bei den beiden nächsten Fällen deutlich, bei denen es nicht um willkürliches, zentralnervös gesteuertes, sondern um unwillkürliches, durch das autonome Nervensystem gesteuertes Verhalten geht.

Einschlafen

Eine Dame, die neben ihrem Mann abends nicht einschlafen konnte, weil sie befürchtet, dass er jeden Moment zu schnarchen anfängt, erhält nach einer Tranceinduktion die einfache Suggestion:[11]

[11] Thích Nhất Hạnh, buddhistischer Mönch und Autor, verwendet solche bildhaften Losungen in der Meditation.

„Sobald Sie im Bett das Licht ausgeknipst haben, stellen Sie sich beim Einatmen einen Berg vor und beim Ausatmen denken Sie ‚unerschütterlich wie ein Berg' und schlafen durch, bis es Zeit zum Aufstehen ist." Sie berichtet: „Seit Sonntag schlafe ich ‚wie ein Berg'. Heute hat mein Mann mich sogar geweckt, weil ich geschnarcht habe!"

Durchschlafen

Eine 30-jährige Dame kam mit dem Problem zu frühen Aufwachens. Dann schaue sie immer irritiert auf den Wecker, ohne gleich wieder einschlafen zu können. Sie berichtet: „Das Schlafproblem ist jetzt tatsächlich weg, nicht sofort, aber dafür dauerhaft. Es ging in der Induktion um mein Lieblingsmärchen *Schneeweißchen und Rosenrot.* Sie erzählten mir dann etwas vom Hasen, der es eilig hat und zum Tee zur Königin muss, etwas mit Winterschlaf und Bär, glaub ich – leider liegt fast alles im Dunkeln, weil ich bewusst vermieden habe, es kognitiv abzuspeichern, und mich aufs Angenehmste habe fallen lassen. Ich war nachher unglaublich müde – über mehrere Tage hielt das an – und beim nächsten Chorauftritt überraschenderweise gänzlich unaufgeregt." Die Patientin kommentiert: Der Hase, der zur Königin zum Tee hetzt, stamme aus *Alice im Wunderland* (wurde in der Trance nicht erwähnt). Sie habe das Schauspiel im letzten Jahr gesehen. Offenbar wurden in der Trance Informationen aus zwei unterschiedlichen Geschichten miteinander verwoben.

An diesem Fall ist bemerkenswert, wie die Patientin in der Trance aus den Metaphern ihre eigene Version zusammensetzt. In der Erzählung ging der Hase zum Bären, um sich von der Todesliste streichen zu lassen, und in der anderen Geschichte darum, *Warum es Krieg nicht geben kann* (s. Anhang). Einen Winterschlaf hielt niemand und die Königin kam in ihrem Lieblingsmärchen *Schneeweißchen und Rosenrot* vor. Doch vom Tee bei der Königin war nicht die Rede. Man macht in der Hypnose ein bildliches Angebot, was beim Zuhörer in der Trance offenbar eine unzensierte assoziative Vernetzung auslöst, aus der eine eigene Ressource kreiert wird. In sehr eigenwilliger Weise hat sich die Patientin so einen heilsamen Cocktail gemixt.

Aufwachen

Es ging in diesem Fall darum, dass die Patientin morgens nicht aus dem Bett kam und lange Zeit brauchte, um für die Arbeit geistig in Schwung zu kommen. Die hypnotische Suggestion beinhaltete: *Sie werden, wenn der Wecker klingelt und Sie die Digitalanzeige auf 7.00 Uhr sehen, den unwiderstehlichen Wunsch haben, aufzustehen, ins Badezimmer zu gehen und die Morgentoilette zu absolvieren, zu frühstücken und zur Arbeit zu fahren.* Sie berichtet: „Ich wurde auch im Urlaub immer um dieselbe Zeit (7.00 Uhr) wach und bin dann meistens auch hellwach. Es klappt nicht immer, aber morgens vor der Arbeit bin ich trotzdem deutlich entspannter geworden. Insgesamt würde ich sagen, die Suggestion wirkt gut."

Bei den ersten Beispielen veränderten die Patienten Gewohnheiten (essen, schriftliche Arbeiten, Kommunikation), die willentlich vorgenommen bzw. unterbrochen werden können, ebenso bei dem Ehestreit – wenn auch nicht so leicht, weil beide wollen müssen. Die zuletzt genannten Beispiele waren unwillkürliche Reaktionen, wie einschlafen, durchschlafen, aufwachen.

Bei den nächsten Beispielen geht es um psychosomatische Phänomene (Wundheilung, Bruxismus, Niesen und Allergie) und spezielle Reaktionen des Immunsystems (Wundheilung und Allergie), die sich ebenfalls der willentlichen Einflussnahme entziehen. Das zeigt, dass auch körperliche Prozesse durch Hypnose beeinflusst werden können.

Wundheilung und Bruxismus

Ein HNO-Arzt litt unter starkem nächtlichem Bruxismus und hatte sich die Zunge so oft zerbissen, dass die Wunden nicht mehr heilen wollten. Er befürchtete, dass sie kanzerogen wuchern könnten. Das war schon einmal geschehen und operativ bereinigt worden. Außerdem sprach er kaum noch mit Menschen, da ihm der Mund so wehtat. In der Trance wurde die Metapher des Revisors verwendet, der eine Baustelle im Körper beaufsichtigt und beobachtet, wie schlechte Zellen verschwinden *(sie werden bald gegangen sein)*, gute Zellen die Wunde schließen *(eine glatte Oberfläche bilden)* und Immunzellen die unbrauchbaren Reste vernichten. Die Zunge könne die antikanzerogenen Nahrungsmittel (Beeren, Karotten usw.) genießen und die heilsamen Stoffe würden ein gesundes Zellklima entstehen lassen, sodass die Wunden zuwüchsen. In der Nacht komme vom Gehirn die Anweisung, dass die Kinnlade sich einen Millimeter vom Oberkiefer lösen solle und die ganze Nacht völlig locker und entspannt bleibe. Und die Zunge klebe am Gaumen. Dann wurde die Metapher von der Raupe erzählt, die sich in einen Schmetterling verwandelt (s. Anhang). Als direkte Suggestion: *Morgens grüner Tee, antikanzerogene Nahrungsmittel, mit Menschen locker ein paar Worte reden.*

Er berichtet: „Wenn ich beim Zubettgehen die CD höre, verschwindet das Bewusstsein kurz, nachdem ich das Zählen (zur Vertiefung der Trance, s. Kap. 5.2.4) begonnen habe. Die Worte, die ich mittlerweile auswendig kann, empfinde ich als sehr suggestibel: gesunde Nahrungsmittel, glatte Oberfläche, die Wunden heilen, sie gehen (die schlechten Zellen), locker wie ein Schmetterling (aus der Raupenmetapher) usw. Die Worte kommen mir oft während des Tages in den Sinn. Nach der Operation des Zungentumors haben sich keine neuen Beißwunden, keine Tumorzellen gebildet. Der Bruxismus hat deutlich nachgelassen; ich habe keine Kiefergelenkschmerzen mehr; auch praktiziere ich gesündere Ernährung als wirksame Placebo-Wirkung (sic) und die Kontaktbereitschaft zu Kollegen hat zugenommen."

Niesen

Einen ähnlich einfachen Verlauf berichtet eine Patientin (35 Jahre), die beklagte, dass sie morgens 50-mal niesen müsse und häufig den ganzen Tag einen Dauerschnupfen habe. In Trance wurde ihr suggeriert, die Nase sei frei und sie könne durchatmen. Es wurden ihr drei Geschichten erzählt. Sie schrieb später: „Meine Niesattacken sind fast weg. Ab und zu ein Nieser morgens oder abends. Es war so ein Prozess, der langsam vor sich gegangen ist. Wie ein Abfließen in den Nebenhöhlen. Und dann habe ich gar nicht mehr daran gedacht. Bruchteile der Metaphern weiß ich noch: Biber, Stöckchen zum Meer; Kühlschrankwitz (s. Anhang). Also ich würde sagen, dass mein Dauerschnupfen zu 95 % weg ist. Manchmal muckt etwas, dann geht es aber wieder."

Allergie

Eine Hautärztin hatte eine Orangensaft-Allergie und erhielt in Trance die Suggestion, sich in eine präallergische Situation[12] zurückzuversetzen (Urlaub auf Kreta), das Wohlbefinden beim Verzehr des Orangensaftes im Körper zu lokalisieren und es mit einem

[12] Diese sogenannte Matrix-Technik geht auf E. Brunier zurück und wurde von K. Schnurre (2015) in ihrer Dissertation evaluiert. Es empfiehlt sich, diese Technik nur in Fällen anzuwenden, wo kein anaphylaktischer Schock zu erwarten ist (z. B. weil das Allergen sowieso allgegenwärtig ist wie bei Hausstauballergie und Heuschnupfen).

Farbnamen (Grün) zu benennen, mit dem der Zustand nach der Trance abrufbar ist. Zusätzlich wurde eine Anekdote erzählt, in der der Satz vorkommt: *„Der Krieg ist vorbei."* Die Dame berichtet: „Wie ausgemacht, habe ich mir vor dem Trinken mit der Formel ‚grün her' das Gefühl aus der Vergangenheit auf der Insel Kreta vergegenwärtigt. Der Test war sehr gründlich angelegt: ein halber Liter Orangensaft plus zwei köstliche Orangen unmittelbar danach. Bis auf eine ganz minimale Hautreaktion einige Stunden später, die ich mit ‚der Krieg ist vorbei' beantwortet habe, zeigte sich gar nichts."

An diesen Fällen ist bemerkenswert, dass man den Eindruck hat, die hypnotischen Suggestionen würde direkt auf das jeweilige somatische System einwirken, vorbei an aller Psychodynamik, die man vermuten könnte, die aber gar nicht exploriert wurde. Eventuelle Konflikte wurden in allgemeiner Form durch Metaphern angesprochen – wobei man nie sicher sein kann, ob sich die Hypothesen des Therapeuten mit der subjektiven Wahrnehmung der Patienten decken (s. Kap. 4.4).

2.6 Emotionale Veränderungen

In den folgenden Fällen von Prüfungsproblemen wurde versucht, die Angst und damit zusammenhängendes Verhalten hypnotisch zu beeinflussen.

Versagensangst (s. Kap. 5.3.1)

Ein BWL-Student, der einige Prüfungen nicht bestanden hatte, kam depressiv und völlig verzweifelt drei Tage vor der Prüfung, von der er am liebsten zurücktreten würde, was aber nicht möglich war. Es war die letzte Chance. Es wurde zunächst in einer Altersregression eine Ressource gesucht, die geeignet wäre, der Prüfungsangst etwas entgegenzusetzen. Neben vielen anderen Bildern tauchte eine Erinnerung aus seinem 8. Lebensjahr auf, wo er unerwartet als Ersatztorwart beim Hockey eingesetzt worden war und wider allen Erwartens den Ball gehalten hatte, was ihm große Bewunderung einbrachte. Das damit verbundene Gefühl des Stolzes wurde als Ressource verankert. Außerdem wurde er angeleitet, in eine leichte Trance mit offenen Augen zu gehen, sobald er den Blick auf den Ring an seinem Finger fixiert, und dann vollkommen konzentriert auf die Aufgabe alle Störreize ausblenden kann. Er erhielt folgende Suggestion:

„Wenn Sie am Donnerstag die Tür des Prüfungsgebäudes sehen, nachdem Sie morgens um sechs aufgestanden sind, gefrühstückt haben, mit dem Bus gefahren und zweimal umgestiegen sind, wenn Sie die Tür des Prüfungsgebäudes öffnen und den Sicherheitstresen sehen, dann werden Sie unweigerlich auf Ihren Ring schauen und es wird Sie eine absolute Ruhe erfassen. Sie werden wie ein Automat den Rest des Weges auf Ihren Prüfungsplatz gehen und Ihre Hand wird wie von alleine das hinschreiben, was da hingehört. Wenn Sie am Donnerstag die Tür vom Prüfungsgebäude sehen, werden Sie unwillkürlich auf Ihren Ring gucken und es wird Sie eine große Ruhe überkommen und Sie werden automatisch an den richtigen Platz gehen, sich hinsetzen, die Papiere ordnen und alles vollkommen automatisch mit Ruhe und Gelassenheit ausfüllen. Und hinter Ihnen steht der kleine Max und sagt: ‚Wow, niemand hätte gedacht, dass du das schaffst!' (den Ball zu halten)."

Er berichtet später: „Die Anfahrt zu den Prüfungen war ruhig. Ich hatte das Gefühl, alles verschwindet in den Hintergrund, und ich habe die Welt plötzlich ganz anders wahrgenommen (ruhiger und nicht mehr so überfüllt von Eindrücken). Bei den Prüfungen spürte ich ein Gefühl von Stärke und Selbstbewusstsein. Ich habe nicht groß nachgedacht, sondern einfach nur geschrieben und meine Kreuze gesetzt. Früher hätte ich noch fünfmal nachkorrigiert. Dies blieb dieses Mal aus. Meine Noten: Sie mögen zwar nicht nach großartig klingen – für mich aber sind sie ein riesiger Erfolg! (1.5, 3.0, 2.6, 3.4 und 2.5). Meine Noten waren früher immer gerade noch so eine 4."

Prüfungsvorbereitung 1

Eine Medizinstudentin hatte Probleme, sich bei der Prüfungsvorbereitung zu konzentrieren. Sie hatte die Tendenz abzuschweifen und fing dann an, im Internet zu surfen. Ihr wurde in Trance gesagt, dass sie sich zu vorgesehener Zeit an den Arbeitsplatz setzen und nach kurzer Meditation anfangen werde, am Computer die nötigen Recherchen zu machen und zu lernen und bei der Sache zu bleiben. Außerdem wurde ihr die Adler-Metapher (s. Anhang) erzählt. Sie berichtet: „Ich erinnere mich, dass ich von 100 aus herunterzählen sollte (Trancevertiefung, Kap. 5.2.4), jedoch nicht über die Zahl 96 hinaus. Alle Zahlen danach sollten verschwinden. Dabei hatte ich ein bisschen Angst, ich könnte die Hypnose zunichtemachen, wenn ich drüber zählen würde. Aber dazu kam es nicht, weil ich Ihren Anweisungen folgte, langsam gezählt habe und Sie dann gemeint haben, es ist o.k., ich könne aufhören zu zählen.

Ich kann mich dunkel daran erinnern, dass Sie mir einen Satz gesagt haben, dass ich jedes Mal, wenn ich etwas recherchiere, zielgerichtet suche und gleich danach wieder zur Arbeit zurückkehre. Aber ehrlich gesagt war mir dieser Satz im Alltag nicht direkt präsent. Ich hatte eher ‚von mir aus' das Gefühl, nicht abschweifen zu wollen. Es fühlte sich fast unnatürlich an und es war mir irgendwie unangenehm, wenn ich doch mal zwischendurch einmal eine andere Seite angeklickt habe, und habe sie meist sofort – oft war die Seite noch nicht einmal geladen – wieder geschlossen. Oder sagen wir so: Es kommt mir so vor, als hätte ich das schon immer so gemacht bzw. eigentlich denke ich darüber nicht nach und bin meistens einfach zielgerichtet unterwegs.

An die Geschichte mit dem Adler, der aus dem Nest fiel, erinnere ich mich. Diese Geschichte hatte ich einige Wochen zuvor in einem Hörbuch *(Der Weg des Tigers)* gehört – allerdings ohne gutes Ende. Dort verendete der Adler mit dem Gedanken, er sei ein Huhn – aber mit der Sehnsucht des Fliegens in seinem Herzen. Ich habe mich sehr über den positiven Ausgang gefreut und dachte: Siehst du, es geht doch. Es hat mich sehr froh und hoffnungsvoll gestimmt. Diese Geschichte hat mich später am Abend plötzlich nochmal eingeholt. Ich hatte ein ‚Alles-könnte-gut-werden'-Gefühl, das ‚in meinen Bauch geströmt' ist, musste weinen und dachte mir, ich kann es schaffen, das 1. Staatsexamen im März, und dass ich wieder ganz gesund werde. Der Adler hat schließlich auch ‚nur' einen Anstoß gebraucht. Und der Bauer kam mir vor wie meine Familie: ‚Mach doch einfach eine praktische Ausbildung' – statt zu studieren."

Prüfungsvorbereitung 2

In diesem Fall ging es darum, konzentriert zu arbeiten, dabei nicht zu überziehen, sondern zu Bett zu gehen und wie ein Berg zu schlafen – wobei die Fallgeschichte mit dem Schnarchen (oben) erzählt wurde. Die Studentin berichtet: „Obwohl es diese Woche genügend Gründe für angespannte Nerven gab (letzte Woche im Praktikum mit überlasteten Ärzten und zwei kranke Kinder, davon eines mit Gipsfuß), konnte ich erstaunlich ruhig, gelassen und geduldig bleiben. Um mit Dädalus (s. Anhang) zu sprechen: Die Flughöhe konnte ich mühelos anpassen. Gelernt habe ich einfach nur, bis die geplante Lernzeit vorbei war, und dann aufgehört, egal, ob das Pensum geschafft war oder nicht – erstaunlicherweise ohne ein schlechtes Gewissen zu bekommen. Ach so, und schlafen tue ich wie ein Fels, heute Nacht ging es dem Hund schlecht und ich habe gar nichts davon mitbekommen. Von Schnarchen wurde mir allerdings nichts berichtet (wie in der zitierten Fallgeschichte erzählt).

Was das mittelfristige Fluglevel angeht (Dädalus), tut sich auch etwas: Ich kann mich langsam damit anfreunden, kein drittes Kind mehr zu bekommen. Nur beruflich sehe ich noch nicht klar. Aber diese Entscheidung hat auch noch Zeit. Und übermorgen geht es in die Nähe des Berges, der als Bild während der Hypnose aufgetaucht ist, wenn das mal kein schöner Urlaub wird. Die Hypnose hat mich wieder komplett auf die Beine gestellt – war dringend nötig!"

Im ersten Prüfungsfall wurde ein fast automatenhaftes Verhalten suggeriert, ohne auf die depressive Komponente einzugehen. Es fiel die Angst weg, die Prokrastination beim Ausfüllen des Tests war geringer und die Leistungen waren besser als sonst. Gemeinsam ist den genannten und anderen Fällen hypnotischer Suggestionen, dass die Patienten übergangslos ohne motorische Übungsmöglichkeit und ohne explizite Konfliktbearbeitung oder Willensanstrengung ein Verhalten an den Tag legen, das ihnen bis dahin nicht möglich erschien. Das Verhalten bzw. die Körperreaktion waren aber jeweils grundsätzlich möglich, und zwar mit großer Wahrscheinlichkeit schon (lange) vor der Behandlung. Sie gehörten zum Repertoire, nur waren sie nicht zugänglich. Es wurde in der Hypnose einfach behauptet, die betreffende Reaktionsweise des jeweiligen Patienten – Verzicht auf Süßigkeiten, Einschlafen, unbeeinträchtigte Annäherung an den Partner oder Verzehr des allergenen Nahrungsmittels, angstfreies, zügiges Prüfungsverhalten – sei möglich. Im diskursiven Vorgehen würde mit großer Wahrscheinlichkeit in allen genannten Fällen der Einwand erhoben worden sein, dass es bisher doch auch nicht umsetzbar war und deshalb gar nicht gehen könne. Gerade dieser oft eben hinderliche Abgleich mit der gewohnten Bewertung scheint in Hypnose desaktivierbar zu sein.

Es ist, als würde durch die Hypnose ein anderes, früheres oder angeborenes Selbstbild reaktiviert, das im Zustand der Trance akzeptiert und, ohne es zu hinterfragen, re-adoptiert wird:

> Bei der Allergikerin ist es die Frau aus nichtallergischer Vorzeit, die Orangen genießt; beim Prüfungskandidaten die Vorstellung eines nicht abgelenkten Prüflings mit dem Stolz eines erfolgreichen Torwarts, bei der Insomnie-Patientin das schlichte Bild des unerschütterlichen Bergs als Metapher eines anderen Ich-Anteils. Bei dem Streitpaar wurde in jedem der beiden der Teil heraufbeschworen, der in dem anderen die Person sehen konnte, die er liebt. Dabei können konflikthafte Aspekte offenbar einfach übergangen werden: Ärger über den rücksichtslos schnarchenden Gatten, Selbstwertprobleme des Prüflings, Frust, der mit Schokolade zugedeckt wird, oder die möglicherweise traumatische Auslösersituation der Allergie.

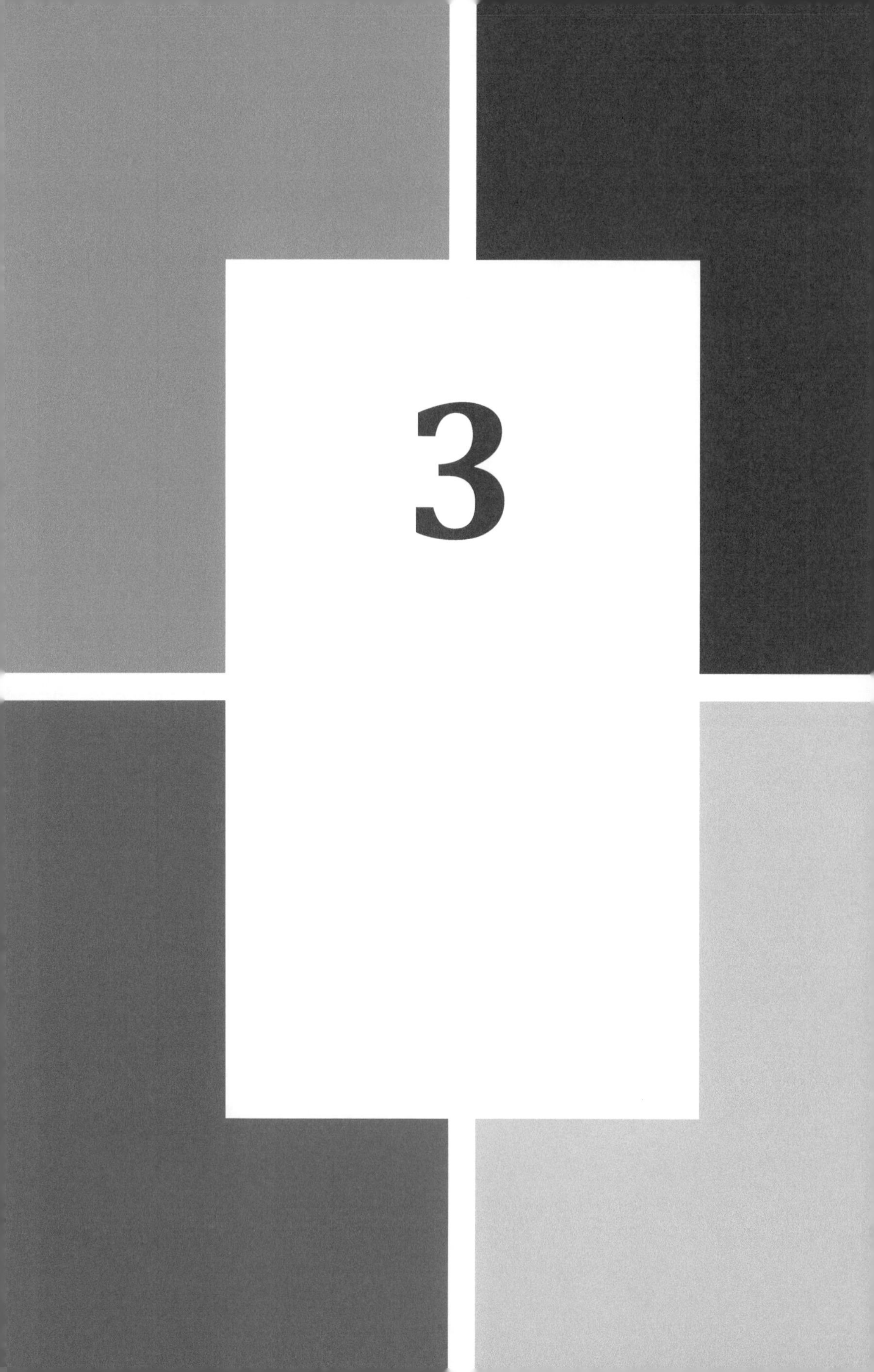
3

Menschenbild der Hypnotherapie

3.1 Traditionelle und moderne Hypnose

Die traditionelle und volkstümliche Auffassung von Hypnose basiert auf dem Glauben, dass dem Hypnotiseur durch die Tranceinduktion eine besondere magische oder autoritative Macht zuwachse, der sich der Proband unterwerfe. Historisch hat diese Vorstellung verschiedene Formen angenommen: Bei dem Exorzisten Pater Gassner (1727–1779) waren es der Heilige Geist oder andere himmlische Mächte, zu denen der Pater besonderen Zugang hatte; bei Mesmer (1734–1815) und seinen Schülern im 18. Jahrhundert wurde es der besonderen Fähigkeit des Magnetiseurs zugesprochen, die physikalische Energie im Körper des Klienten zu harmonisieren; bei den Hypnotiseuren des 19. Jahrhunderts stellte es die Autorität der charismatischen Persönlichkeit dar, die eine Suggestion wirksam machte. Erickson, der die Hypnose im 20. Jahrhundert revolutioniert hat, war zwar ein charismatischer Therapeut, hat aber die Fähigkeit, in Trance Veränderungen zu bewirken, in die Person des Patienten und sein Unbewusstes zurückverlegt (s. Peter, 2006).

Denn die Reduktion der Hypnose auf eine zwischenmenschliche Machtdimension ist für ihre klinische Nutzung nur bedingt brauchbar, da es in der Therapie um Verbesserung der Selbstwirksamkeit geht und um die Möglichkeit, dass der Patient aus der Opferrolle heraustreten kann. So kann man eher von einer Regression in eine kindliche Aufnahme- und Lernbereitschaft sprechen. Sie ist mit dem verbunden, was Freud als Primärprozess beschrieben und der Mathematiker und Psychoanalytiker Matte-Blanco (1975) als Traumlogik bezeichnet hat, die auch das Trancedenken gut beschreibt: Es ist assoziativ verknüpfend, rezeptiv zulassend und an Bildhaftigkeit orientiert.

Die Alltagslogik (Sekundärprozess) dagegen ist schlussfolgernd, zielgerichtet und verbal orientiert. Für eine Problemlösung ist beides nützlich, da die Trancelogik die Kreativität durch eine generelle Offenheit und divergentes Denken fördert und die Alltagslogik die Überprüfung der Realitätstauglichkeit durch konvergentes Denken ermöglicht.

3.2 Therapeutische Grundhaltung

Im therapeutischen Kontext können die Hilfen des Pacings und der Indirektheit nützlich sein (*Hypnotherapeutische Prinzipien*, s. Kap. 4), wenn der Patient sich schwertut, vorübergehend auf die planende absichtsvolle Einstellung zu verzichten, um ihn zu erreichen und auf einen unwillkürlichen Such- oder Imaginationsprozess zu orientieren. Wesentlich ist dabei eine Grundhaltung, die dem Patienten einerseits die Eigenständigkeit lässt und ihm andererseits Anstöße gibt, seine Sichtweisen zu verändern. Die hypnotische Basisstrategie hierzu ist es, anstelle der willentlich bewussten Lösungssuche – die bisher nicht zu brauchbaren Ergebnissen geführt hat – unwillkürliche Reaktionen zuzulassen. Eine Metapher dafür ist die Armlevitation. Jeder kann den Arm willkürlich angehoben halten. Der Körper kann das aber auch ohne bewusste Lenkung. Wenn der Patient nach geeigneter Anleitung spürt, dass der Arm scheinbar mühelos in einem Schwebezustand verharrt, sieht er, dass es in ihm Mechanismen gibt, die ohne sein bewusstes Zutun etwas bewirken können.

Die Tranceinduktion und die anschließende Anleitung zur Problembearbeitung erfolgen in der Annahme, dass der Patient – von Ausnahmen abgesehen – über die nötigen Ressourcen und Potenziale verfügt, um in seinem Problem weiterzukommen; diese Ressourcen können aber dem bewussten Denken aus verschiedenen Gründen versperrt sein und erst wieder durch die innere Öffnung zugänglich werden, die mithilfe der Trance entsteht. Die ideale Grundhaltung des Therapeuten ist daher die

- des *Nichtwissens*
- und der *Absichtslosigkeit*.

Das *Nichtwissen* bezieht sich auf das, was der Patient kann und was er nicht kann. Der Therapeut ist quasi Fremdenführer, der das Terrain des Unbewussten und die Art, wie man sich darin bewegt, kennt, aber den Patienten das für ihn im Augenblick passende Ziel wählen lässt. Natürlich hat jeder erfahrene Therapeut schnell Hypothesen darüber, welche Störungen im Sinne Achse 1 oder 2 des DSM[13] den Patienten behindern. Aber Erickson, der Psychiater war und lange in stationären Einrichtungen ebenso wie ambulanter Praxis gearbeitet hat, riet, von Diagnosen während der therapeutischen Bearbeitung möglichst abzusehen, weil man sich dadurch in seinen Wahrnehmungen und seinem Denken begrenzt. Allein die

[13] International verwendetes Kategoriensystem für psychische Krankheiten: Diagnostic and Statistical Manual of Mental Diseases.

sprachliche Eigenart, dass eine Diagnose ein Nomen (die Angst, der Zwang, die Depression) ist, erzeugt die Illusion, dass es sich um einen Gegenstand handelt wie ein Möbelstück, und suggeriert etwas Faktisches und damit schwer Veränderliches. Dabei handelt es sich nur um eine Definition, die etwas aus dem laufenden Strom dessen, was der Patient tut, denkt und erlebt, herausgreift und in einem Begriff einfriert. Wie fiktiv diagnostische Kategorien sind, wird schon allein daran deutlich, dass ständig neue erfunden werden. 1957 listete das DSM 106, mittlerweile über 374 Diagnosen für psychische Erkrankungen. Kranksein ist ja eine Daseinsform, also ein Erleben und Tun, sodass Tätigkeitswörter und nicht Hauptwörter passend sind; es überfällt einen nicht der Schlaf, sondern wir schlafen ein, oder wir haben nicht einen Gedanken, sondern wir denken.

Für Erickson ist jeder Fall neu und benötigt überspitzt gesagt eine eigene individuelle Theorie. Er wollte auf die diagnostische Deutungshoheit verzichten und eine defizitorientierte Betrachtungsweise vermeiden und gleichzeitig den assoziativen Rahmen des therapeutischen Denkprozesses nicht einschränken. (Zur prozessorientierten Verwendung diagnostischer Kategorien s. Kap. 5.1.3 und 5.1.4.)

Die *Absichtslosigkeit* erfordert ebenfalls Abstinenz von der Deutungshoheit, nämlich bezüglich dessen, was für den Patienten die richtige Lösung ist. Das Vertrauen auf die nichtausgeschöpften Potenziale des Patienten ist der ethische Kontrapunkt zur in der Hypnotherapie ebenfalls angewendeten direktiven Suggestion. Wie sich dieser scheinbare Widerspruch zwischen Absichtslosigkeit und Direktivität auflöst, zeigen die Fallvignetten *Anträge schreiben 1 und 2* (s. Kap. 2.3). Die erste Kollegin schrieb fortan Anträge, während der zweite Kollege die Gewissheit fand, dass er einen Ruhetag verdient habe. Beide Suggestionen waren fast gleich.

3.3 Der Selbst-Begriff in der Hypnotherapie

Das Selbst bzw. das Ich-Gefühl oder das Gefühl der Identität wird an den Eigenschaften

- der Meinigkeit
- der Jetzigkeit
- der Autorenschaft
- und der Ich-Perspektive

festgemacht (Metzinger, 2011). Das bestimmte Gefühl, dass ich ich bin, impliziert, dass ich meinen Körper als meinen empfinde (manche Menschen dehnen dieses

Ich-Gefühl auf bestimmte Objekte aus wie ihr Auto). Diese Empfindung der *Meinigkeit* kann leicht getäuscht werden, wenn z. B. eine Gummihand auf der Tischplatte und die eigene Hand der Versuchsperson, die genau darunter unterhalb der Tischplatte ruht, beide im gleichen Rhythmus gestreichelt werden. Nach einer Weile entsteht die Illusion, die Gummihand sei die eigene Hand. In der Hypnose geht das Gefühl der Meinigkeit durch Dissoziation verloren. Der levitierte Arm scheint nicht mir zu gehören.

Auch das Gefühl der *Autorenschaft* geht verloren. Im Alltagsbewusstsein bin ich mir sicher, dass ich es bin, der redet, schreibt, isst, läuft und denkt. Das in der Hypnose angestrebte Ziel der Unwillkürlichkeit lässt den Eindruck entstehen, dass die Levitation von allein stattfindet, dass die Bilder und Erinnerungen von allein auftauchen, dass die posthypnotische Suggestion automatisch ausgeführt wird – ohne dass die Person sich allerdings fremdbestimmt fühlt.

Die Patientin aus der Vignette *Spielsucht* (Kap. 2.3) sagt: „Somit habe ich im Moment das Gefühl, eine gute Kontrolle darüber zu haben, wann und wie lange ich spiele – ohne dabei das Gefühl zu haben, aktiv kontrollieren zu müssen. Es ist einfach so, natürlich."

Das macht deutlich, dass das Gefühl der Autorenschaft mit willentlicher Kontrolle zusammenhängt. Dass dies in der Hypnotherapie gar nicht gewünscht ist, liegt daran, dass in der Trance ein weiterer Erfahrungshintergrund zugänglich werden soll als der, welcher dem bewussten Denken zur Verfügung steht. Daher wird das Konzept des „Unbewussten" bemüht, das wie ein Tertium, wie eine dritte Person, bei der Therapie mitwirkt und dem die Verantwortung für die Veränderung zugeschrieben wird (Peter, 2006). Nur dass am Ende die Auslagerung des Unbewussten zurückgenommen wird und der Patient es als Teil seiner selbst betrachten kann – obschon wir manchmal mit Verwunderung wahrnehmen, was dieser Teil von uns alles kann (s. die Fallvignette *Allergie* oder *Versagensangst,* Kap. 2.5 und 2.6).

Auch das *Zeitgefühl* kommt in der Trance abhanden. Fragt man, wie lange die Trance gedauert habe, wird meistens eine kürzere Zeit angegeben, als verstrichen ist; manchmal auch eine längere Zeit. Grundsätzlich aber scheint das Zeitgefühl in der Trance irrelevant zu werden. Das heißt, das Gefühl der Jetzigkeit, das für unser Alltagsverständnis, wo wir häufig mit gestern und morgen beschäftigt sind, wichtig zu sein scheint, verschwindet oft in der Hypnose. Tatsächlich ist der Begriff „Jetzt" eine kognitive Konstruktion, die hilft, Dinge (zeitlich) zu ordnen, Pläne zu machen, etwas als erledigt oder als noch nicht erledigt zu markieren. Aber ‚Sein' findet nur im Jetzt statt und hat keine Zeitstruktur. Insofern befördert die Trance das unmittelbare Erleben. In diesem Punkt ähneln sich Trance und Achtsamkeit, auch wenn man in der Trance in die Vergangenheit (bei einer Traumabearbeitung) oder in die Zukunft (bei einer Bewältigungsvision) geht.

So scheint es, als komme das Selbst im Sinne des (Alltags-)Ichs in der Trance vorübergehend abhanden. Das bewusste Selbstgefühl stellt eine Stabilisierung dar, da es Identität verschafft, die auch bestimmte Erfahrungen und Anteile der Persönlichkeit gelegentlich verleugnet – etwa Fehler, die uns peinlich sind. Deswegen sind viele über Photoshop glücklich, weil man seine Selbstportraits damit glätten kann, und auch über die sozialen Medien wie Facebook und Instagram, weil man damit sein Profil zurechtrücken und sich selbst neu erfinden kann. Tatsächlich ist man in Trance verletzbar, wenn eine Stabilisierung durch eine fixe Vorstellung von sich selbst wegfällt. Dafür werden Anteile und Erfahrungen zugänglich, die zum Alltagsbewusstsein, zum gewohnten Selbstgefühl, zur *Ich-Perspektive* zunächst nicht zu passen scheinen, aber integriert werden können, wenn sie sich als alltagstauglich erweisen. Der Preis für die Offenheit ist die Verletzbarkeit, wie sich in der Bühnenhypnose zeigt, wo die Teilnehmer kindische Seiten zulassen und hinterher bisweilen beschämt sind. Da das körperliche Selbst- oder Ichgefühl allem Anschein nach flüchtiger Natur ist – in der hypnotischen Trance verschwindet es ebenso wie in den „Out of Body Experiences" (s. Metzinger, 2011) –, ist es vielleicht am besten, es als eine Hilfskonstruktion des Alltagsbewusstsein zu betrachten, um Kontinuität und Stabilität durch die Begrenzung auf bisher bewährte Anteile zu erreichen.

3.4 Der Polypsychismus in der Hypnotherapie

Zum Menschenbild der Hypnotherapie gehört die Vorstellung von mehr oder weniger stark voneinander abgespaltenen Ich-Anteilen (Egostates, Watkins & Watkins, 1997; Frederick, 2007), als gäbe es keine einheitliche Identität. Polypsychismen (mehrere Persönlichkeitsanteile in einer Person) gab es traditionell in vielen Kulturen. In der griechischen Mythologie nisten sich verschiedene Götter in der Seele des Menschen ein, in der christlichen Kultur sind es Teufel oder Engel, die den Geist besetzen. Freud und die Transaktionsanalyse nehmen Es-, Ich- und Überich-Anteile als relativ unabhängige Teilpsychen an, bei Jung sind es die Archetypen im selben Sinne. Außerdem gibt es in der Psychoanalyse die Triebkonzepte von Eros und Thanatos, die gleich griechischen Göttern die Seele des Menschen bewohnen und ebenfalls als Teilpsychen verstanden werden, und zwar mit deutlich gegenläufigem Charakter. Die Gestalttherapie verhandelt mit Ich-Anteilen auf verschiedenen Stühlen und die Systemiker sprechen von der inneren Familie (Schwartz, 1995).

Das ist einerseits trivial, da jeder weiß, dass ein Mensch in der Lage ist, sich in verschiedenen Rollen völlig anders zu verhalten – z. B. als Hausfrau, Geliebte, Mutter oder Chefin. Auf der anderen Seite bleibt im Allgemeinen so etwas wie ein hinter allen Rollen liegendes Ich-Gefühl erhalten. Das heißt, die einzelnen Ich-Anteile sind im Normalfall alle bewusst und gegenseitig zugänglich. Es gibt ein Kern-Ich[14], das alle Rollen koordiniert und kontrolliert. Die Hausfrau weiß, dass sie als Chefin der Firma auf Schwächen ihrer Angestellten anders reagiert wie als Mutter auf Schwächen ihrer Kinder. Nur im extremen Fall von multipler Persönlichkeit verhält es sich jedoch nicht so, wie es das Beispiel eines Mannes zeigt, der ein fürsorglicher Familienvater war und vollkommen abspaltete, dass er manchmal im Spielcasino in verantwortungsloser Weise sein Geld rauswarf. Sucht- und Zwangsverhalten, aber auch Wutausbrüche können manchmal so ausgeprägt unkontrollierbar sein, dass sich die betreffende Person hinterher fragt: „War ich das? Wie konnte mir das passieren?" Paare geraten in Streitsituationen gelegentlich so ‚außer sich', dass sie sich fast umbringen möchten, obwohl sie sich lieben.

In der Hypnose wurde der Polypsychismus von Janet, ebenso wie Freud ein Schüler von Charcot, eingeführt, als er feststellte, dass in der Hypnose verdrängte Erinnerungen auftauchen und dissoziiert vom Alltags-Ich agieren. Hilgard (1974) griff mit der Neo-Dissoziationstheorie Janets Gedanken auf, als er registrierte, dass in Hypnose ein ‚stiller Beobachter' den experimentellen Schmerz in vollem Umfang averbal mit Hilfe eines mechanischen Schiebers anzeigte, während der Proband verbal Analgesie berichtete. Er nannte das Kern-Ich die Exekutivkontrolle, die in der hypnotischen Trance zurücktritt, sodass die Teilpsychen sich gleichzeitig und unabhängig voneinander melden – wie die beiden widersprüchlichen Schmerzurteile seiner Probanden.

Eine andere Form von Ich-Anteilen sind Introjekte, affektive Schemata, die z. B. durch Imitation, Modelllernen und Identifikation von Eltern und anderen Leitfiguren erworben wurden und in bestimmen Situationen reflexartig abgerufen und innerlich im Widerspruch zueinander stehen können, wie das populäre Duo *topdog* (Antreiber) und *underdog* (Saboteur). In der Gestalttherapie werden derartige Positionen neu verhandelt, indem man den Patienten zwischen zwei Stühlen wechseln lässt, wenn er die jeweilige Position in Ichform artikuliert. In den meisten Fällen sind die Ich-Anteile eher als Rollen für verschiedene ökologische Nischen

[14] Die Diskussion um Kern-Ich und Selbst ist komplex und zum Teil widersprüchlich; so geht Hilgard (1974) davon aus, dass die „Exekutiv-Kontrolle" in der Trance in den Hintergrund tritt. Frederick (2007) ist der Ansicht, dass das Kern-Ich in Hypnose als innerer Berater in Erscheinung tritt. Die verminderte Aktivität von Precuneus und Frontalhirnanteilen (s. Kap. 1.2) spricht eher für Hilgards Hypothese.

zu verstehen, die allerdings manchmal auf einem bestimmten Entwicklungsniveau der Vergangenheit stehen geblieben sein können. Traumata z. B. können einen eingefrorenen Zustand hinterlassen, der sich im Gegensatz zur restlichen Person nicht weiterentwickelt hat und reflexartig aktiviert wird, wenn entsprechende Auslöser auftreten (s. der *Missbrauchsfall* in Kap. 1.6). Hypnotherapeutisch können solche Ich-Anteile in der Trance unter bestimmten Sicherheitsvorkehrungen mobilisiert und im Sinne von Nachbesserungen ‚versorgt werden'. Auch positive Affektzustände aus zurückliegenden Zeiten können verschüttet sein und wieder ausgegraben werden, um als Ressourcen zur Verfügung zu stehen (s. Fallbeispiel *Prüfungsangst* in Kap. 5.3.1).

3.5 Der Begriff des Unbewussten in der Hypnotherapie

Das sogenannte Unbewusste bezeichnet in der Hypnotherapie die Gesamtheit aller Erinnerungsspuren. Man unterscheidet in der Gedächtnisforschung neben dem sehr kurzen sensorischen Gedächtnis (das z. B. Nachbilder im Auge erzeugt)

- zwischen dem vorübergehenden Kurzzeitgedächtnis
- und verschiedenen Langzeitspeichern, die für die Psychotherapie relevant sind (Markowitsch, 2005; Geuter, 2015).

Das explizite Gedächtnis umfasst das semantische, deklarative Wissen (ein Löwe ist ein Raubtier, die Französische Revolution begann 1789) und ist für die Psychotherapie relativ unwichtig. Es beinhaltet darüber hinaus aber auch episodische Erinnerungen, die narrativ wiedergegeben werden können, falls sie bewusst werden, und die häufig Gegenstand psychotherapeutischer Bearbeitung sind. Der Patient erinnert etwa, dass ihm von der Oma eine Geschichte vorgelesen wurde, als er krank im Bett lag. Episodische Erinnerungen sind Teil der Autobiografie und tauchen unter Umständen auf, wenn man über die Vergangenheit redet, werden vergessen oder sogar blockiert (dissoziiert), wenn sie belastend sind – was im Besonderen auf traumatische Erlebnisse zutrifft.

Viel umfangreicher als das explizite Gedächtnis muss man sich das implizite Gedächtnis vorstellen, das auf vielen Körperebenen „eingraviert" ist. Üblicherweise unterscheidet man implizite, also unausgesprochene Gedächtnisspuren, die entweder durch wiederholte Wahrnehmungen hervorgerufen werden *(Priming)*. Das führt dazu, dass Dinge eine bestimmte Bedeutung erhalten, z. B.: Ich habe häufig beobachtet, dass Hunde, die mit dem Schwanz wedeln, freundlich gesonnen sind, während das auf Katzen nicht zutrifft. Oder es kommen Reiz-Reaktions-Verknüpfungen zustande *(klassische Konditionierung)*, z. B.: Wenn ich die Sirene des Krankenwagens hinter mir höre, fahre ich automatisch an den Rand, um Platz zu machen. Oder implizite Gedächtnisspuren werden durch Übung und Erfolg erworben *(operante Konditionierung)*, z. B. wie man eine Schleife bindet. Vieles vom impliziten Gedächtnis lässt sich nicht leicht in Worte fassen oder entzieht sich überhaupt dem Bewusstsein. Dazu gehören konditionierte Immun- und Hormonreaktionen: Menschen, die längere Zeit oder wiederholt Stress ausgesetzt waren, haben einen chronisch erhöhten Herpes-Antikörper- und Cortisolpegel. Ebenso entziehen sich allergische Reaktionen der bewussten Einflussnahme (s. Fallbeispiel *Allergie* in Kap. 2.5). Menschen, die Judo gelernt haben, tun sich beim Fallen nicht so leicht weh, weil sie sich automatisch geschickt abrollen. Menschen, die gelernt haben, sich zu disziplinieren und durchzuhalten, haben eine rigide Haltung und damit einen chronisch erhöhten Tonus in der Rückenmuskulatur.

Prozedurale Muster gehören zu den impliziten Gedächtnisinhalten, die propriozeptiv (kinästhetisch) sein können wie Balance halten, Fallen, Bewegungsfertigkeiten (Schleife binden). Eher implizit sind auch *somatische Erfahrungen*, die interozeptiv abgespeichert sind in Form von Atmungsmustern, Empfindungen der inneren Organe wie Magen, Darm, Herz usw. und das Schmerzgedächtnis. Das körperliche Gedächtnis kann auch taktil sein, d. h. Berührungserlebnisse betreffen, wobei nicht nur das Objekt, sondern auch das Organ der Wahrnehmung (die Haut) gleichzeitig wahrgenommen wird. Darüber hinaus gibt es implizite Gedächtnisspuren für auditive und Geruchs-Erfahrungen und für bildlich-szenische Eindrücke, die zum großen Teil nie verbalisiert werden. Hiervon steht in der Trance im Verlauf einer Altersregression mehr zur Verfügung, als beim bloßen Nachdenken zugänglich wird. Es taucht auf, ohne als irrelevant oder kindisch verworfen zu werden, was im Alltagsbewusstsein leicht eintreten kann. Ein Beispiel dafür wäre das Schaukeln auf dem Fahrradlenker des Vaters bei der *Flugphobie* (s. Kap. 1.6).

Das *autobiografische Gedächtnis* aus Szenen der Vergangenheit ist durchsetzt mit Gedächtnisspuren auf allen Ebenen: Bildern, affektiven Mustern wie Schreckreaktionen, gut eingeübten motorischen Abläufen und daraus resultierenden Körperhaltungen, Gesten, Atmungsbesonderheiten und physiologischen Zuständen, eben den genannten interozeptiven (viszeralen) und propriozeptiven (kinästhetischen) somatischen Markern, die in der narrativen Darstellung von Erinnerungen kaum vorkommen. Während die Episoden uns einfallen können oder nicht – man kann schlecht erinnern wollen –, ist das implizite, also das prozedurale und somatische Gedächtnis immer da und z. T. im körperlichen Ausdruck erkennbar, wenn man genau hinsieht. Daher lernen Körperpsychotherapeuten den Körper lesen,

d. h. zu sehen, welche Spuren die Biografie an der äußeren Erscheinung des Menschen in Körperhaltung, Atmung, Gestik und Mimik hinterlassen hat. An sich selbst kann man die impliziten Spuren der Biografie durch Spüren, d. h. durch genaues Empfinden, erforschen, wie es in der achtsamkeitsbasierten Hakomi-Therapie genutzt wird.

Vor dem dritten Lebensjahr ist eine autobiografische Zuordnung von Erfahrungen im Allgemeinen nicht möglich, da die dazu nötigen Hirnstrukturen noch nicht ausgebildet worden sind (Roth, 2001).[15] Bestimmte Arten, sich in Beziehungen zu erleben und sich zu verhalten, z. B. als Kleinkind um Aufmerksamkeit zu kämpfen oder aufzugeben, Berührungserlebnisse gehabt oder vermisst zu haben, werden vorsprachlich abgespeichert. Derartige affektmotorische Schemata bleiben oft lebenslang unbewusst, führen aber dazu, dass die Gegenwart in Kategorien der Vergangenheit erlebt wird und sie sich in Übertragung und Gegenübertragung manifestieren.

> Wenn daher die Patientin bei der Einlassung auf die Hypnose eine Ambivalenz zwischen Trotz und Unterwerfung verbunden mit Panik empfindet (s. Kap. 1.6 *Prokrastination*), aktiviert sie in der Übertragung ein affektmotorisches Schema, das sie in der Beziehungskonstellation zwischen einem schwachen Vater und einer strengen, abweisenden Mutter erworben hat. Es gelingt ihr aber durch ein positives Arbeitsbündnis sich so weit stützen zu lassen, dass sie im Therapeuten weder einen schwachen Vater noch eine vereinnahmende Mutter sehen muss, sondern eine wohlwollende hilfreiche Stimme wahrnehmen kann.

Affektmotorische Schemata setzen sich in soziale oder existenzielle Grundhaltungen um, die später zwar bewusst werden können, aber in ihrer Herkunft oft unerklärlich bleiben (Geuter, 2015, S. 174).

Es leuchtet ein, dass man frühe affektmotorische Schemata besser auf somatischer Ebene, d. h. besser körpertherapeutisch als diskursiv, bearbeiten kann. Dass es dem Patienten in der Hypnose gelingt, auf solche Erfahrungen Einfluss zu nehmen, liegt daran, dass der Patient sich im Schutzraum der hypnotischen Beziehung auf die imaginierte Wiederholung einer früheren Situation einlassen kann. Dann kann durch geeignete Anleitung die frühere Erfahrung sich zu einer imaginierten, positiven Erfahrung erweitern – oder der Patient kann u. U. auch durch eine ungeeignete Anleitung retraumatisiert werden. Reddemann (2004, 2013) beschreibt in dem der Hypnose nahestehenden Verfahren der Psychodynamisch-Imaginativen Traumatherapie, wie Patienten nach längeren stützenden Interven-

---

[15] Allerdings werden manche frühen Erlebnisse durch nachträgliche Erzählung der Familienmitglieder später als episodisch eingeordnet.

tionen heilsam durch das Trauma geführt werden, indem der Patient die Szene der Vergangenheit aus der Erwachsenenperspektive der Gegenwart anschaut und zwischen Empfindungen zu beiden Zeitpunkten hin- und herpendelt. Im Gegensatz dazu ist dem Autor der Fall bekannt, in der ein Laienhypnotiseur eine sexuell traumatisierte Frau dadurch retraumatisierte, dass er ihr in der Trance suggerierte, sie würde von mehreren Jünglingen begattet; er wollte sie durch eine physiologisch genaue Beschreibung zum Orgasmus bringen, in der Annahme, dass sie dadurch geheilt würde.

Ericksonianer neigen dazu, das Unbewusste für eine psychische Instanz zu halten, die immer wohlwollend und weise zur Seite steht, wenn man mit dem Verstand nicht weiterkommt. Für eine solche nur positive Einschätzung des Unbewussten besteht keine Ursache, wenn man die seelischen Abgründe betrachtet, in die Menschen in bestimmten Kontexten geraten (Ku-Klux-Klan, Islamismus, kriegerischer Blutrausch, Rache, Gier, Eifersucht, sexuelle Entgleisungen usw.). Ein Patient mit einer sehr schwierigen Vaterbeziehung z. B. kam bei einer einfachen Schlagübung, die ihn in Kontakt mit seinem Zorn auf den verächtlichen Vater bringen sollte, in eine derart rasende Wut, dass ich das Gefühl hatte, mich in Sicherheit bringen zu müssen. Man kann das Unbewusste als einen Langzeitspeicher betrachten, der ein Reservoir von Erinnerungen enthält, die ebenso dunkel wie hilfreich sein können. In der Hypnotherapie wird das Unbewusste häufig wie eine dritte Person, das therapeutische Tertium, in den Therapieraum „eingeladen", um bei der Problemlösung zu helfen, weil der Patient in seinem demoralisierten Zustand nicht darauf vertraut, dass er über die nötige Selbstwirksamkeit zur Heilung verfügt (s. Peter, 2015a).

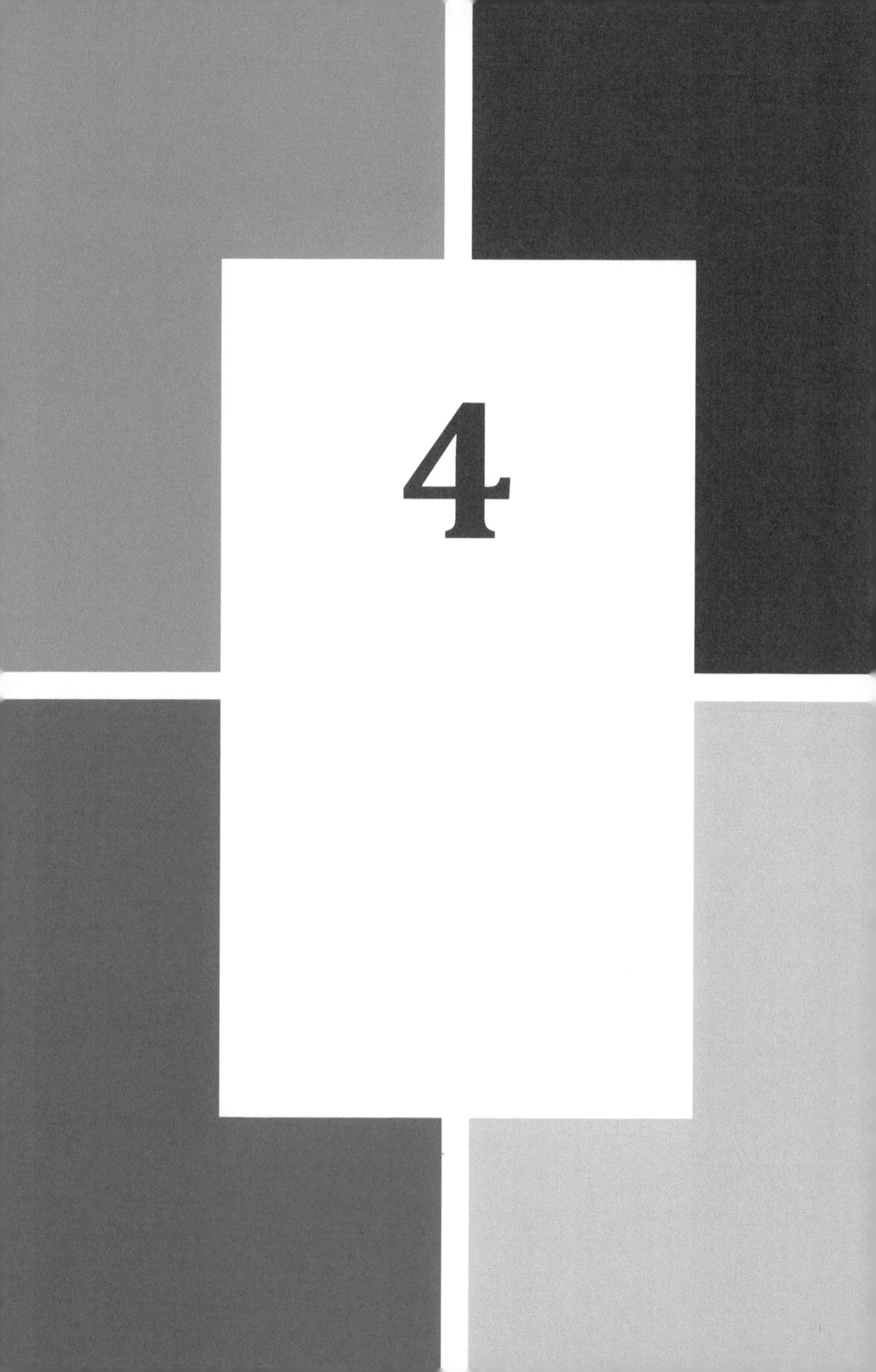
4

Hypnotherapeutische Prinzipien

Erickson[16] hat eine Reihe von Prinzipien entwickelt, um hypnotische Trancezustände für Veränderungsprozesse zu fördern und es dem Patienten zu erleichtern, die Alltagslogik mit ihren Begrenzungen vorübergehend loszulassen. Diese Konzepte sind in mancher Hinsicht auch für andere Formen der Kommunikation nützlich. So haben strategische Therapeuten sie in der Arbeit mit Familien und Berater als sogenanntes Neurolinguistisches Programmieren in unterschiedlichen Kontexten umgesetzt. Die meisten dieser Prinzipien (s. auch folgende Kapitel) erscheinen auf den ersten Blick ungewohnt oder gar irritierend.

- *Utilisation* z. B. fordert den Therapeuten auf, ein Chamäleon zu sein.
- *Indirekte Kommunikation* und *minimale strategische Veränderung* hören sich nach Tricks an.
- *Labilisierung*, *Unwillk*ürlichkeit und *Schutz des Unbewussten* scheinen die Vernunft zu diskreditieren.
- Die Postulate des *Nichtwissens* und der *Absichtslosigkeit* erwecken geradezu den Eindruck der Unprofessionalität und
- nur das *Orientieren an Ressourcen* sieht wie vertrautes Terrain aus, wirkt aber in extremer Ausprägung bisweilen bizarr (Symptom als Ressource).

Doch gerade der ungewöhnliche Umgang mit der Kommunikation macht Ericksons Hypnotherapie zu einer besonders wirksamen Methode. Allerdings sprach Jay Haley nicht von ungefähr („The uncommon therapy of MH Erickson") von Glück, dass Erickson ein gutartiger Mensch war.

4.1 Utilisation

Das erste und allgemeinste technische Prinzip der Hypnotherapie ist das der Utilisation. Um dem Patienten nicht einen bestimmten Weg der Veränderung und ein

---

[16] Wo auf Erickson Bezug genommen wird, sei als Quelle auf die Standardwerke Erickson & Rossi (2004, 2006), Erickson, Rossi & Rossi (1978/1986) und auf die Gesammelten Schriften Ericksons verwiesen (Rossi, 1995–1998).

bestimmtes Konzept von Hypnose überzustülpen, rät Erickson, dem Patienten weitestgehend entgegenzukommen. Die Betonung der individuellen Besonderheiten des Patienten unterstützt auch die Entwicklung einer positiven Beziehung. Dabei dient die Charakteristik seines Interaktionsstils als Hinweis für die Gestaltung der Beziehungsaufnahme (s. Kap. 5.1.1). Das betrifft

- Soziale Merkmale wie z. B. Harmonie-, Kontroll- oder Konkurrenzbedürfnisse
- Wertesystem
- Biografie
- Symptome des Patienten.

Soziale Merkmale: Je nachdem wie der Patient die Interaktion gestaltet, wird der Therapeut entweder unterstützend sein (Harmonietyp: „Schließen Sie einfach die Augen und gehen Sie in eine angenehm entspannte Trance“) oder ihm die Entscheidung über die Art des Vorgehens überlassen (Kontrolltyp: „Wollen Sie mit offenen oder geschlossenen Augen in Trance gehen?“) oder ihn anspornen, indem er etwa in Zweifel zieht, ob der Patient dazu in der Lage sei (Konkurrenztyp: „Ich weiß nicht, ob Sie wirklich gleich beim ersten Mal in Trance gehen werden“).

Der Therapeut wird auf das *Wertesystem* des Patienten Rücksicht nehmen und z. B. jemandem, der Wert auf Rationalität legt, Hypnose als eine Konzentrationstechnik nahebringen, und jemandem, der Intuition favorisiert, als Trance zur Förderung kreativer Prozesse. Er wird als Therapeut auf maximale Flexibilität bedacht sein, um spontan auftretende Veränderungen für die Induktion zu nutzen. Sollte der Patient zwischendurch die Augen aufmachen, würde er vielleicht kommentieren: „Es ist gut zu überprüfen, dass alles in Ordnung ist, um dann tiefer in Trance zu gehen.“

Auch auf die *Biografie,* den Erfahrungshintergrund des Patienten, bezieht sich der Begriff der Utilisation. Stammt der Patient vom Lande, wird sich der Therapeut zur Verdeutlichung Bilder aus dem ländlichen Bereich zunutze machen. So beschrieb Erickson einem Gärtner zur Fokussierung der Aufmerksamkeit im Rahmen einer beiläufigen Tranceinduktion ausführlich das Wachstum einer Pflanze. Auch spontan eintretende Ereignisse wie, dass sich die Tür unerwartet öffnet, können einbezogen werden („Türen, die sich öffnen und sich wieder schließen, und Sie können tiefer in Trance gehen“).

Selbst *Symptome* können utilisiert werden, indem man z. B. bei der Schmerzbehandlung die Aufmerksamkeit auf die sensorischen Details lenkt („Ist die Empfindung klar oder diffus, warm oder kalt, pulsierend oder konstant?“ usw.). Die Idee dieser Strategie ist die, dass dem Symptom Aufmerksamkeit geschenkt wird, ohne es zu pathologisieren. Zugleich mindert die unerschrockene Nachfrage nach den Details die Panik des pauschalen Unbehagens vor dem Unausgesprochenen.

Indem die Aufmerksamkeit auf die sensorischen Aspekte gelenkt wird, haben außerdem die affektiven Aspekte die Tendenz, in den Hintergrund zu treten. Nicht selten verändert sich die Schmerzqualität allein durch die genaue sensorische Exploration; es ist fast so, als wäre das Symptom zufrieden, dass ihm die gebührende Aufmerksamkeit gewidmet wird, anstatt exiliert zu werden.

4.2 Ressourcen-Orientierung

Ein wesentliches Merkmal hypnotherapeutischer Arbeit liegt im ressourcenorientierten Vorgehen. Dies bedeutet die Ausrichtung der Therapie auf die Fähigkeiten des Patienten statt auf seine Defizite. Das kann auch die Umdeutung des Symptoms als einen kreativen, wenn auch mit Nachteilen behafteten, Lösungsversuch einschließen (s. das Beispiel *Nägelkauen*, Kap. 4.4). Während die traditionelle, auf Pathologie hin orientierte Diagnostik zunächst eher zu einer Selbstwertschwächung des Patienten beiträgt, indem sie ihm ein Defizit attestiert, wird mit dem Utilisationsprinzip möglichst früh darauf hingearbeitet, den Selbstwert des Patienten zu stärken und Selbstheilungskräfte zu mobilisieren. Hilfreich sind in diesem Zusammenhang Priors (2005) Hinweise zum genauen und förderlichen Umgang mit der Sprache und zu der Art, wie die richtigen Fragen zu stellen sind.

Eine Störung, wie etwa Schmerzen, Warzen, Rauchen oder eine Phobie, wird zunächst versucht, als Lösungsversuch zu interpretieren, um dann anstelle dessen eine andere Lösung anzustreben. Diese unterscheidet sich vom Problemverhalten dadurch, dass dafür bisher ungenutzte eigene Möglichkeiten des Patienten einbezogen werden. Das Therapieangebot wird dabei auf die Individualität des Patienten abgestimmt. Es richtet sich nicht so sehr auf einen neu oder wieder zu erlernenden Soll-Zustand oder auf die Lösung eines Konflikts. Vielmehr versucht der Therapeut, den Ist-Zustand für eine Lösung des Problems zu nutzen.

Zu den Ressourcen gehören

- individuelle Fähigkeiten und natürliche universelle Ressourcen wie Leben, Kreativität, Lernen, Reifung und Heilung von Verletzungen.
- Das Unbewusste wird als Ressource in Form von inneren Helfern, Beratern, kindlichen Anteilen, Krafttieren und archetypischen Symbolen (Berg, Baum u. Ä.) hinzugezogen.
- Symptome können als Ressource durch Umdeutung genutzt werden, z. B. Streitsucht als Fähigkeit zur Verteidigung oder Passivität als Notwehr in Form vom Totstellreflex.

- Auch eine Symptomverschreibung ist ein Umdeutungsversuch: Ein Patient mit einem Müllsammelsyndrom konnte z. B. dazu überredet werden, als Bezahlung zu jeder Therapiestunde einen vollen Müllsack mitzubringen und zu übergeben.

4.3 Indirektheit

Um die diskursive Analyse von Suggestionen zu umgehen, hat Erickson zahlreiche Kommunikationsmuster empfohlen, die relevante Information indirekt vermitteln.

Dazu zählen:

- Verwendung von Komparativ
- Verwendung von Metaphern, Bildern oder Anekdoten
- Einstreuung von Begriffen, die mit dem Therapieziel zusammenhängen
- Pacing und Leading.

Um z. B. zu suggerieren, dass die Hand leicht wird, kann man sagen: „Ich weiß nicht, ob die linke oder die rechte Hand zuerst leichter wird", wobei der *Komparativ* sich ohnehin einer Überprüfung entzieht (leichter als was?) und die Erwähnung der beiden Möglichkeiten tendenziell dazu führt, dass der Zuhörer die dritte Möglichkeit außer Acht lässt, nämlich dass auch keine der beiden *Alternativen* zutreffen könnte.

Eine besondere Form indirekter Kommunikation ist die Verwendung von *Metaphern, Bildern* oder *Anekdoten* (s. Kap. 5.3.4). Dabei wird etwas zum Thema beigetragen, ohne dass eine Aufforderung ausgesprochen wird, der Patient solle daraus eine bestimmte Lehre ziehen. Vielmehr enthalten Metaphern Erlebnisse, die Dritten in einem anderen, meist verfremdeten Kontext passieren und daher nicht unmittelbar übertragbar zu sein scheinen. Dennoch wird dadurch das Denken des Patienten angeregt, neue Verknüpfungen vorzunehmen, ohne dass etwas Bestimmtes suggeriert wird. Tatsächlich entnimmt der Patient häufig der Geschichte etwas Anderes, als es der Therapeut vermutet. Dazu zwei Beispiele:

Zigarettenentwöhnung

Einem Mann, der wegen einer Zigarettenentwöhnung in Behandlung kam, wurde eine Levitation der Hand suggeriert, in der er eine Zigarette zwischen Mittel- und Zeigefinger hielt (s. Kap. 5.3.4). Da sich die Hand nur sehr geringfügig hob, lag die Vermutung nahe, dass Geduld vielleicht eine gute Idee sei. Daher wurde ihm die

Geschichte von einem Maler (s. Anhang) erzählt, der sich für einen Auftrag sehr viel Zeit nimmt und am Ende vor den Augen des Auftraggebers das gewünschte Bild in 5 Minuten zeichnet. Inzwischen waren 20 Minuten vergangen, die Hand hatte sich erhoben und der Patient hatte die Zigarette fallen gelassen, was die unbewusste Zustimmung zum Aufhören signalisierte. Der Patient berichtete später, dass seine Aufmerksamkeit bei den 2000 Blättern hängen geblieben sei – die seien in seiner Vorstellung alle leer gewesen. Eigentlich war gemeint, dass es sich um Übungsblätter handelte, die die verstrichene Zeit rechtfertigen würden. Der Patient zog es aber vor, dem Maler trotziges Verhalten anzudichten. Somit konnte sein eigener „Widerstand" (Eigenwilligkeit oder Trotz) in der Projektion einen Ausdruck finden.

Schmerzbewältigung bei Krebs

Ebenfalls ganz anders als gemeint wurde von einer Krebspatientin folgende Suggestion aufgenommen: Sie war 49 Jahre und litt nach einer Brustkrebs-Operation an Metastasen in der Wirbelsäule. Sie wollte die damit verbundenen Schmerzen besser bewältigen lernen. In einer der Trancen kam der Satz vor: „Sie können Ihren Rücken entlasten, er hat genug getragen." Die hypnotische Schmerzbewältigung (Taubheitsgefühl) war befriedigend, und die Patientin konnte damit als Selbsthypnosetechnik wieder relativ schmerzfrei den Haushalt bewältigen, was ihr Ziel war. Allerdings erzählte eine ihrer Freundinnen, die Patientin hätte diesen Satz so ausgelegt, dass sie ihrem deutlich dominanteren Gatten zum ersten Mal im Leben ordentlich Bescheid gegeben hätte. Sie hätte begonnen, ihn ein bisschen herumzukommandieren, nachdem sie bisher ihr Leben lang bescheiden im zweiten Glied gestanden hätte. Es fragt sich, ob nicht damit ein lang aufgestauter Groll sich Luft machen konnte, der auf den somatischen Schmerz aufgesattelt ihr Leiden potenziert hatte.

Eine weitere Form der Beiläufigkeit in der Hypnotherapie ist die der *Einstreuung*. Es werden in einem möglicherweise sogar neutralen Text, der aus anderen Gründen als denen des Problems für den Patienten von Interesse ist (z. B. seinen Berufskontext betrifft), zwischendurch Begriffe eingestreut, die mit dem Therapieziel zu tun haben. Dadurch wird dieses auf indirekte Weise gebahnt. Hoppe (1983) verglich z. B. bei chronischen Schmerzpatienten die Wirkung direkter Analgesie-Suggestionen mit in einen Text über Heizungssysteme eingestreuten Suggestionen („gedämpft, abgeschirmt, unempfindlich, geschützt" usw.) und fand die indirekte Form wirksamer.

Ein anderes in der Hypnose häufig genutztes Prinzip, mit dem man sich beiläufig dem Ziel zu nähern versucht, ist das *‚Pacing und Leading'*. Dabei werden eine Reihe von Aussagen geäußert, denen der Zuhörer kaum widersprechen wird, wodurch die Bahnung einer Zustimmungshaltung (englisch: Yes-Set) erreicht wird, worauf am Ende die zielgerichtete Suggestion folgt, die dann leichter angenommen wird, z. B.: „Ihre Füße berühren den Boden, Sie spüren das Gewicht im Stuhl, Sie sind neugierig, wann Sie *in Trance gehen.*"

Man kann manche dieser Prinzipien auch als Tricks der Überredung betrachten und missbrauchen, etwa bei Verkaufsgesprächen: „Sie wohnen aber schön hier. Und dieses wunderbare große Haus. Das ist sicher viel Arbeit." – und nach eifrigem Nicken der Hausfrau dann die Eröffnung des Verkaufsgesprächs: „Da brauchen Sie einen guten Staubsauger!" Man kann diesen subtilen Umgang mit der Sprache aber auch so sehen, dass der Therapeut die Eigenheiten des Patienten respektiert, sie nicht als Widerstand betrachtet und ihm Brücken baut, über die selbst errichteten Blockaden hinwegzukommen (Chamäleon-Prinzip). *Bahnung* entsteht implizit durch wiederholte Kopplung von Worten oder Bildern und entspricht dem schon genannten Lernprinzip des *Priming* (s. Kap. 3.5). All diese Formen der beiläufigen Mitteilung können hilfreich sein, um dem Patienten die Annahme von Suggestionen, wie z. B. den Übergang in einen anderen Bewusstseinszustand, zu erleichtern, ohne dass er sich sofort darauf festlegen muss.

4.4 Minimale Veränderung mit Kaskadeneffekt

Um eine Veränderung einzuleiten, ist es manchmal vorteilhaft, nicht das vorgebrachte Problem selbst als Erstes zentral anzugehen, sondern an einer Stelle mit einer minimalen Veränderung zu beginnen, die unschuldig erscheint, aber mit dem Problem zusammenhängt, und auf die der Patient nicht vorbereitet ist. Sofern das Thema des Nebenschauplatzes mit Aspekten des Problems vernetzt ist, ergibt sich daraus im günstigen Fall ein Dominoeffekt, der auch das Kernproblem beeinflusst. Ist das Verhaltensmuster einmal unterbrochen, erfolgt u. U. eine Neuorganisation des gesamten Systems.

Nägelkauen

Am deutlichsten wird das vielleicht an einem nicht-hypnotischen Beispiel. Es wurde ein 16-jähriges Mädchen von den Eltern wegen Nägelkauens zur Therapie gebracht. Es war – ohne darüber zu reden – deutlich, dass es um einen Autoritäts- und Autonomiekonflikt mit den Eltern ging. Nachdem die Eltern fortgeschickt worden waren, wurde der jungen Dame erklärt, dass Nägelkauen eine lebenswichtige Diät sein kann. Dass es aber total freudlos sei, immer nur jeden Tag kleine Stückchen abzubeißen. Es würde viel mehr Spaß machen, einen einzelnen Nagel 3 Wochen wachsen zu lassen und dann in der nächsten Stunde ein großes Stück abzubeißen.[17] Nach drei Wochen kam die junge Dame und bemerkte, der Nagel sei am Tag zuvor abgebrochen. Ohne dem große Bedeutung beizumessen, wurde das Thema des Streitens mit dem Freund (als Nebenschauplatz des Autonomiekonflikts) diskutiert und dass es wichtig sei, gut streiten zu können. Beim nächsten Mal kam die Patientin und zeigte verschämt ihre Nägel, die schon ein wenig gewachsen waren und die sie farblos lackiert hatte.

Die minimale Veränderung – nach der Würdigung des Symptoms – folgt dem Prinzip der kleinen Schritte (Prior, 2005) und bestand darin, *einen* Nagel wachsen zu lassen, was relativ wenig Widerstand erzeugte, aber offensichtlich das Muster durchbrach, das darin bestand, immer alle Nägel abzubeißen. Dadurch dass die Patientin sich mit dem Aggressionsthema auf dem Nebenschauplatz der Beziehung zum Freund befasste, verlor das Nägelbeißen wohl an Bedeutung. Und nachdem *ein* Nagel gewachsen war, fiel es leichter, die anderen folgen zu lassen.

Für die Hypnoseinduktion könnte diese Strategie z. B. bei einem Patienten, der immer wieder die Augen öffnet, bedeuten, ihm zu sagen, dass das gut sei, denn so kann er überprüfen, ob alles in Ordnung ist (Würdigung des Symptoms). Auf diese Weise könne man auch herausfinden, was sich verändert, wenn man die Lider schließt (Nebenschauplatz), und ihm eine minimale Änderung vorschlagen: Er solle immer beim Einatmen die Lider öffnen und beim Ausatmen schließen. Dann schlägt man ihm vor, etwas länger auszuatmen als einzuatmen, um den Entspannungseffekt zu spüren. Zusätzlich kann der Therapeut das Ausatmen durch Synchronisieren des eigenen Atmens mit dem des Patienten verstärken, bis der Ermüdungseffekt der Lider einsetzt.

[17] Die Formulierung stammt von Erickson bei einem anderen Fall von Nägelkauen (O'Hanlon, 1994).

4.5 Labilisierung

Um das Aufgeben festgefahrener Positionen und Verhaltensmuster zu erleichtern, kann durch Konfusion die mentale Beweglichkeit gefördert werden. Man betrachte etwa folgende Textpassage zur Labilisierung des kognitiven Systems:

„Sie können bewusst untersuchen, was richtig und was falsch ist, und unbewusst gleichzeitig auf die Suche gehen. Sie können bewusst zustimmen oder ablehnen und unbewusst Verknüpfungen vornehmen. Sie können bewusste Entscheidungen treffen und unbewusst etwas Anderes tun. Und Sie wissen nicht genau, ob Sie bewusst von dem mehr gelernt haben, was Sie unbewusst richtig gemacht haben, oder unbewusst mehr von dem gelernt haben, was Sie bewusst entschieden haben. *Und dabei können Sie jeweils tiefer in Trance gehen.*"

Durch die umständliche Erläuterung, die inhaltlich widerspruchsfrei sein muss, wird das Denken durch Überladung labilisiert, was tendenziell die Annahme der Suggestion (kursiv) erleichtert. Man kann chaostheoretisch argumentieren: Um den Patienten von einem Attraktor (stabiler Zustand) – dem Alltagsbewusstsein – in einen andern Attraktor – Trance – zu verhelfen, muss man sein kognitives System in eine labile Gleichgewichtslage bringen: von einem Attraktor-Tal auf einen Berg (labiles Gleichgewicht) und von dort aus ins nächste Tal rollen – oder auch zurück in den vorherigen Zustand. Man kann auch die Metapher des Kartenspiels zum Verständnis zu Hilfe nehmen: Wenn man nach jedem Spiel die Karten, ohne zu mischen, wieder verteilt, kommt immer wieder das gleiche Spiel dabei heraus. Deswegen muss man mischen.

Die Vorstellung, den Patienten zu verunsichern, mag untherapeutisch erscheinen, da er ohnehin schon desorientiert ist und man ihm nicht auch noch eine zusätzliche Verunsicherung aufbürden möchte. Das ist aber nicht konsequent zu Ende gedacht, denn sein Problem wird in vielen Fällen in einer Blockade seiner Möglichkeiten bestehen, die durch Konfusion destabilisiert werden können. Es muss nur eine Anleitung gegeben werden, wie es dann weitergeht (s. Kap. 5).

4.6 Unwillkürlichkeit

Erickson favorisierte gegenüber bewusster und willkürlich gelenkter Problemlösung Unwillkürlichkeit als Suchprinzip, was besonders dann sinnvoll erscheint, wenn die bewusste Bemühung zu keiner Lösung geführt hat – was meistens der Fall ist; andernfalls wäre der Patient nicht zur Therapie gekommen. Unwillkürlichkeit schließt kognitive wie motorische Prozesse ein. Es leuchtet für die Motorik auch unmittelbar ein, dass der Körper über ein enormes Repertoire an Bewegungsmustern verfügt, die bewusst entweder gar nicht oder in der Geschwindigkeit, in der sie ablaufen, nicht nachvollzogen, geschweige denn geplant werden können. Man denke daran, wie der Körper reagiert, wenn man fällt und sich automatisch abrollt, oder wie ein Pianist, der schnelle Passagen eines komplizierten Stückes spielt, nicht darüber nachdenken kann, welcher Finger als Nächstes welche Taste anschlägt. Solche Bewegungen werden vom prozeduralen Gedächtnis gesteuert und enthalten affekt-motorische Reaktionen, die von vorbewussten Motiven beeinflusst sind. Daher können unwillkürliche Körperreaktionen wie kleine Zuckungen der Finger oder eine Handlevitation als Signalsystem genutzt werden, um vorbewusste Zustimmung oder Vorbehalte zu erkunden.

Unwillkürlichkeit ist auch hilfreich bei der Suche nach Bildern der Erinnerung (etwa das Beispiel der Seelöwen bei dem Fall der Prüfungskandidatin in Kap. 5.3.2) oder möglichen Symbolisierungen für ein Symptom (etwa eine Schmerzfigur) oder beim Suchen einer Zielvorstellung (etwa die Petrusfigur in dem Fallbeispiel in Kap. 1.6). Solche ideodynamischen Reaktionen, d. h. unwillkürliche motorische, affektive und gedankliche Prozesse, fördern die Selbstorganisation des Organismus durch die Beteiligung vorbewussten Wissens und die Re-Integration einzelner Aspekte des Erlebens des Patienten ohne fremdbestimmte inhaltliche Vorgaben.

4.7 Schutz des Unbewussten

In Trance bearbeitete Inhalte können belastend oder so ungewöhnlich erscheinen, dass sie in die Rationalität des Alltagsdenkens nicht unmittelbar integrierbar sind. Es ist, als wäre eine Inkubationszeit nötig, um Bilder und Ideen zu vernetzen und die gefundenen Lösungen zu konsolidieren. Ähnlich wie gelernte Inhalte des Tages (z. B. Prüfungsvorbereitungen) des Schlafens und des Träumens bedürfen, um ins Langzeitgedächtnis zu wandern und am nächsten Tag gut abrufbar zu sein. Entsprechend empfiehlt Erickson, nach einer hypnotischen Bearbeitung nicht gleich im Anschluss über die Inhalte zu diskutieren, sondern sie „sacken zu lassen“. Eine nicht selten spontan eintretende Amnesie für die Inhalte der hypnotischen Bearbeitung sollte demnach ungestört belassen werden, bis sie sich selbst auflöst. Es lohnt sich sogar, durch Ablenkung oder Schachtelung der Inhalte (s. Kap. 5.3.4) Amnesie zu fördern. Häufig reagieren Patienten nach einer hypnotischen Bearbeitung eines Themas, wenn sie nach der Erinnerung gefragt werden, indem sie lächelnd bekunden, dass sie keine Lust hätten, darüber zu sprechen.

4.8 Ebenen der therapeutischen Intervention

Hypnotherapie betrachtet Trancezustände als Interventionsmedium, um die Neuorientierung in der Erfahrung des Körpers, der Affekte, des Denkens und des Verhaltens zu erleichtern. Die Mittel des Alltagsbewusstseins, wie sie in der kognitiven Verhaltenstherapie eingesetzt werden, etwa die Widerlegung irrationaler Einstellungen und Ideen bei Ellis, die Überprüfung des empirischen Gehalts von Annahmen bei Beck, kognitive Umstrukturierung und Selbstinstruktion bei Meichenbaum u. Ä., sollen durch das Trancedenken ergänzt werden. Dazu dienen folgende Mechanismen, die durch Hypnose aktiviert werden können:

- Physiologische Regulation
- Veränderte Wahrnehmung
- Regression
- Transzendente Aktivierung
- Transpersonale Aktivierung.

Physiologische Regulation im Sinne einer Harmonisierung des internen Milieus, mit positiven Auswirkungen auf das Hormon- und Immunsystem und das autonome Nervensystem als unspezifischer salutogener Prozess. Die durch Hypnose bewirkte Umstellung von ergotroper Bereitschaftsreaktion auf einen trophotropen Regenerationsmodus geht mit subjektiv empfundener Entspannung einher und mit einer verminderten Ausschüttung von Stresshormonen und ihrer immunsupressiven Wirkung. Dadurch werden eine Steigerung der Immunkompetenz und eine bessere Regeneration des Organismus erreicht. Diesen Aspekt teilt Hypnose mit Methoden wie dem Autogenen Training sowie der Meditation und er kann durch Anleitung zur Selbsthypnose oder Audioaufnahmen unterstützt werden (vgl. auch Kap. 5.4).

Veränderte Wahrnehmung durch die Fokussierung der Aufmerksamkeit auf bestimmte Stimuli und Vorstellungen (z. B. Blickfixierung auf einen Stift bei der Induktion). In Trance fokussierte Bilder (Organsysteme, Erinnerungen an Ressourcen oder Traumata, Visionen veränderter Erfahrung) sind intensiver als im Wachzustand. Fokussierung erleichtert gleichzeitig eine Dissoziation anderer Stimuli (z. B. Schmerz, Störreize beim Sport) und bewirkt eine Zeitverzerrung (eigentlich Verlust des Zeitgefühls). Die Absorption in Bilder und Erinnerungen intensiviert die Reassoziation („Ankern") von Ressourcen mit gegenwärtigen kritischen Situationen (z. B. Prüfungen). Die Ausblendung der Umgebung erfordert zumindest anfänglich ein Gefühl der Sicherheit, die durch eine therapeutische Begleitung eher erreicht wird als durch Selbsthypnose.

Regression: Die ausgeprägte Asymmetrie der hypnotischen Rollen von Therapeut und Patient erleichtert es dem Patienten, eine innere Haltung anzunehmen, die kindliche Züge hat, indem das Denken suggestibler, flexibler und phantasiereicher wird. Der Therapeut spricht mit der Fürsorglichkeit einer Mutter und mit der wohlmeinenden Autorität eines Vaters. Der Patient kann Elternbilder auf den Therapeuten projizieren und die bewusste Kontrolle abgeben, was eine im Allgemeinen positive Arbeitsbeziehung fördert. Daraus resultiert eine Erhöhung der Suggestibilität: Anleitungen und innere Bilder werden in Trance besser rezipiert und die Informationsverarbeitung verläuft assoziativ ungehinderter als im normalen Wachzustand, wodurch kreative Lösungen und Verknüpfungen erleichtert werden.

Transzendente Aktivierung: Der Bereich der bewussten Alltagserfahrungen wird in der hypnotischen Trance erweitert, indem verdrängte oder vorbewusste und intuitiv gewusste Inhalte – Polanyis (1985) „stilles Wissen" – eher zugelassen werden. Mit idiomotorischen[18] Signalen können präverbale Informationen abgefragt werden (s. Kap. 5.3.4). Die Imagination von präverbalen Anteilen, z. B. als Symptomgestalten (Externalisierung eines internen Zustandes), dient der Kontaktaufnahme mit diesen Anteilen, ihrer Differenzierung und der Aktivierung von Veränderungsprozessen. Auch die Suche nach Ressourcen in der Biografie des Patienten ist in Trance ergiebiger, weil die allgegenwärtigen Bedenken des Alltagsverstandes zurückgestellt werden.

Transpersonale Aktivierung: Durch die Fokussierung des Therapeuten auf den Patienten und dessen nonverbale Reaktionen geht er häufig selbst eine außenorientierte leichte Trance ein. Dadurch wird seine Intuition beim Suchen von geeigneten Vorgaben (Bilder, Metaphern) erleichtert, da er seinerseits auf rationale Selektionskriterien bei seinem Suchprozess verzichtet.

---

[18] Der Ausdruck „idiomotorisch" wird hier für unwillkürlich ausgelöste Reaktionen gebraucht. Der Ausdruck „ideomotorisch" wird für Körperreaktionen gebraucht, die durch Vorstellungen oder Gedanken ausgelöst werden.

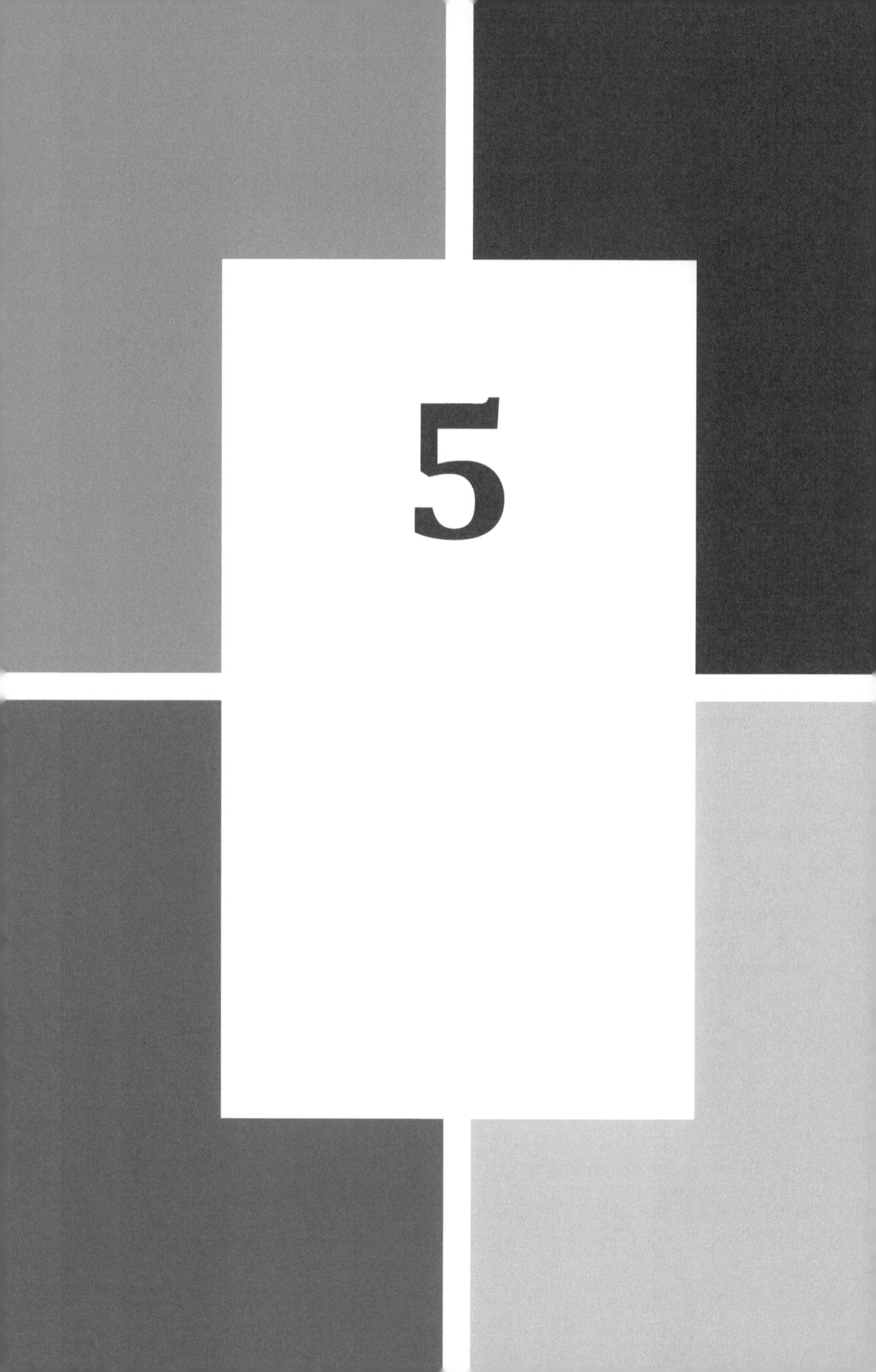
5

Methoden der Hypnotherapie

5.1 Ablauf der Hypnotherapie

Hypnotherapie wird selten als alleiniges Vorgehen angewendet; sie beansprucht auch nicht ein Therapieverfahren im Sinne der Therapierichtlinien zu sein, sondern ist eine Methode mit spezifischem theoretischem und empirischem Hintergrund, die in humanistische, kognitiv-verhaltenstherapeutische oder tiefenpsychologische Verfahren eingebettet sein kann. Dennoch entspricht der Hypnotherapie eine besondere Haltung (s. Kap. 3.2), welche die Arbeit des Hypnotherapeuten prägt, auch dann, wenn es nicht um explizite Anwendung von Hypnose geht. Die Durchführung hypnotherapeutischer Methoden selbst orientiert sich an bestimmten Schritten, die hier skizziert werden sollen.

5.1.1 Rapport

Wie die meisten Therapieformen beginnt Hypnotherapie mit der Herstellung des Rapports, d. h. einer Arbeitsbeziehung. Der Therapeut achtet auf die vom Patienten zur Beschreibung seines Problems verwendeten Bilder.

Sagt der Patient: „Ich ertrinke in meinen Problemen", dann ist das ein passives Bild auf der propriozeptiven Ebene. Sagt er dagegen: „Ich sehe kein Land", so benutzt er eine visuelle Kodierung seines Themas. Sagt er: „Ich bekomme keinen Fuß in die Tür", so ist das ein aktives Bild auf der propriozeptiven Ebene. Das lässt sich im Pacing (s. Kap. 4.3) nutzen: Zum ersten Satz würde z. B. die Antwort passen: „Ein Rettungsring wäre gut", zur zweiten Äußerung der Kommentar: „Sie haben augenblicklich keine richtige Perspektive" und zur dritten Formulierung die Rückmeldung: „Sie würden gerne einen Schritt weiterkommen".

Um die Kommunikation an die Eigensprachlichkeit (Idiolektik; s. Jonas, 1985) des Patienten anzupassen, empfiehlt es sich, auf Details zu achten wie:

- ob die Aufmerksamkeit eher fokussiert oder diffus ist,
- ob er vorzugsweise visuell, auditiv oder kinästhetisch (propriozeptiv) wahrnimmt,
- ob er die Dinge eher gefühlsmäßig oder rational bewertet,
- ob er ein Empfindungsmensch ist oder sich intuitiv orientiert,
- ob sein Denkstil linear oder mosaikhaft ist,
- ob er Vorkommnisse intern oder extern attribuiert, global oder individuell, stabil oder veränderlich,
- ob er sich in Beziehungsgestaltung kooperativ oder reaktant verhält, Kontrolle abgibt oder übernimmt,
- ob er Schuld eher extrapunitiv oder intrapunitiv verarbeitet.
- Des Weiteren: Stammen seine prägenden Erfahrungen aus einem urbanen oder ländlichen Kontext,
- ist der Patient ältestes, mittleres oder jüngstes Geschwister, ist die Mutter- oder Vaterbindung deutlicher?
- Welche nonverbalen Signale teilen sich in Blickkontakt, Körperhaltung, Gestik und Stimme mit?
- Welche Form der Selbstwert-Regulation nach Satir (1990) nutzt er: Ankläger/ Harmonisierer/Rationalisierer/Verwirrer usw.? (s. Tab. 1)

Anhand derartiger Merkmale[19] kann man im Sinne des *Pacings* die Kommunikation anpassen (Chamäleonprinzip) und im Sinne des *Leadings* später erweitern – z. B. den visuellen Typ bitten, die propriozeptiven Aspekte des Erlebens zu beachten. Die Tabelle 1 zeigt am Beispiel der Satir-Typologie, wie man sie für die Induktion nutzen kann.

5.1.2 Auftragsklärung

Hypnotherapie geht nicht grundsätzlich von Transparenz aus – genauso wenig wie auch die gegenwärtige Verhaltenstherapie. So macht auch der bekannte Verhaltenstherapeut Iver Hand (2008) deutlich, dass das Gesagte nicht immer das Gemeinte ist und das Gemeinte nicht unbedingt gesagt werden muss. Es sei in manchen Fällen zweckmäßig, die Transparenz zum Wohle des Patienten aufzugeben,

[19] Auf viele Interaktionsmerkmale, die man zum Pacing nutzen kann, hat Jeff Zeig aufmerksam gemacht (persönliche Mitteilung).

Tabelle 1: *Pacing-Strategien für die Satir-Typen bei der Tranceinduktion*

	Ankläger	Harmonisierer	Rationalisierer	Verwirrer
Haltung	Aggressiv, konkurrenz-orientiert	Entgegen-kommend, beziehungs-orientiert	Emotionslos, sachlich, kontrolliert	Chaotisch, von sich ablenkend, dramatisierend
Grundgefühl	Erfolglos, einsam	Wertlos	Emotional, verletzbar	Ungeliebt
„Pacing"-Haltung	„Ich achte dich"	„Ich bin für dich da"	„Ich schütze deine Integrität"	„Du wirst mir nicht zu viel"
Allgemeine „Pacing"-Reaktionen	Kritik teilen, bewundern, bestätigen, sich beeindrucken lassen, Kontrolle überlassen	Unterstüt-zen, Nähe, harmonische Beziehung, Aufträge geben, Kontrolle übernehmen	Distanz wahren, Emotionalität vermeiden, nicht werten, sachlich	Aufmerksam bleiben, Chaos tolerieren, sich faszinieren lassen, flexible Angebote
Hypnose-induktion	Wahlmög-lichkeiten, eigene Trance-Erfahrungen beschreiben lassen, paradoxe Suggestionen (s. o.), eher visueller Fokus	Zugewandtheit, fürsorgliche Induktion, Verantwortung übernehmen, direkte Suggestionen, eher kinästhetischer Fokus	Trance als technisches Hilfsmittel einführen, sachliche Suggestionen, Konfusion durch Überladung	Durch Fraktio-nierung ermüden, di-rekte Suggestio-nen, konkrete Ratschläge, Interesse binden durch Abwechslung, evtl. Faszina-tionsmethode

denn es könne auch erfolgreich mit verheimlichter Therapiezielsetzung gearbeitet werden, so der Autor. Auf Augenhöhe sich zu begegnen, was in Beratungskontexten häufig propagiert wird, ist daher nicht realistisch. Außerdem strebt Hypnotherapie in vielen Fällen eine Regression des Patienten in eine kindliche Lernhaltung an. Überhaupt lässt sich bezweifeln, ob aufgrund der in jeder Art von Therapie stark asymmetrischen Rollenverteilung es sinnvoll ist, von Augenhöhe zu sprechen, da ja der Therapeut nach wenigen Sitzungen sehr viel über den Patienten weiß, der Patient dagegen fast gar nichts vom Therapeuten kennt – außer dessen

Facebook-Seite. Dennoch wird man zunächst den Auftrag und das Therapieziel mit dem Patienten klären, selbst wenn sich diese später verändern oder der Therapeut auch auf unausgesprochene Aspekte achtet.

Hypnotherapie wendet sich im Allgemeinen den mitgeteilten Symptomen zu (Achse 1 des DSM, z. B. Sucht, Depression, Angst, Zwang, Schmerzen, Psychosomatik). Auch wenn auf eine explizite Diagnose im Sinne des ICD[20], DSM oder OPD (Operationalisierte Psychodynamische Diagnostik) verzichtet wird und der Blick auf die vorhandenen Ressourcen gerichtet ist, lohnt es sich zu beachten, ob es außer der Symptomebene noch andere Aspekte gibt, die für die Arbeit mit dem Patienten relevant sein können: ein dahinterliegender Konflikt, eine emotionale Blockade, eine familiäre Kollusion, die sich zu betrachten lohnt, oder der Persönlichkeitstyp.

5.1.3 Diagnostik: Interaktions- und Strukturebene

Die *Interaktionsdiagnostik*, wie im Abschnitt über Rapport (Kap. 5.1.1) beschrieben, dient einmal der unmittelbaren Beziehungsgestaltung im Sinne des Pacings. Pacing ist ja das Gegenteil von Heilung, es stabilisiert sogar kurzfristig das Symptom, indem der Therapeut es in chamäleonartiger Anpassung unterstützt. Darüber hinaus werden die Interaktionsmuster unter entwicklungspsychologischen Gesichtspunkten betrachtet, da sich daraus Rückschlüsse auf die Übertragungsdynamik ziehen lassen. Dem dient auch die Berücksichtigung des *Persönlichkeitstyps* (Strukturebene, Achse 2 des DSM).

Einige Übertragungs- und Gegenübertragungsmuster und ihre Bedeutung für die hypnotische Beziehung hat Mende (1998) beschrieben; sie sind in der Tabelle 2 vereinfacht und etwas erweitert zusammengestellt. In dieser Tabelle geht es nicht nur um die Nutzung der Persönlichkeitsstruktur für das Pacing beim Rapport und in der Induktion, für die man ebenfalls Anhaltspunkte daraus entnehmen kann (s. Revenstorf & Durian, 2015). Es ergeben sich auch Anhaltspunkte, um daraus Therapieziele abzuleiten, und für die Dynamik der positiven und negativen Gegenübertragung, in die der Therapeut geraten kann.

Den Persönlichkeitstyp würde man bei der hypnotischen Beziehungsgestaltung durch differenzierte Angebote berücksichtigen:

---

[20] Internationale statistische Klassifikation aller Krankheiten *(International Statistical Classification of Diseases and Related Health Problems)*, davon 99 F-Diagnosen für psychische Probleme.

Tabelle 2: *Persönlichkeitstyp und Übertragungsmuster (erweitert nach Mende, 1998)*

Charakter-struktur	Therapeuten-rolle (positive Übertragung)	Positive Gegenüber-tragung	Negative Gegenüber-tragung	Therapie-fortschritt
Schizoid	„Chirurg“, der ohne Gefühl operiert	Geduld, Fürsorge	Verwirrt sein	Freiheit, zu akzeptieren oder abzulehnen
Oral-dependent (depressiv)	„Retter“, der alles in die Hand nimmt	Trösten, Versprechung machen	Sich überlastet fühlen durch Verantwortung	Unsicherheit aushalten
Borderline	„Engel“, der nicht zornig wird	Liebenswert sein, schonen, annehmen	Enttäuscht sein	Sich selbst treu sein
Narzisstisch	„Zauberer“, der Wunder möglich macht	Zaubern, Ressourcen betonen	Sich abgelehnt fühlen	An kleinen Schritten Freude haben
Psychopathisch (paranoid)	„Mutter Maria“, der man nichts vormachen muss	Geständnisse entgegen-nehmen	Sich dominiert, hintergangen fühlen	Schwächen eingestehen können
Masochistisch	„Richter“, der das Unrecht aufklärt	Gerechtigkeit walten lassen	Widerstand spüren, passive Aggression	Aufträge ablehnen
Histrionisch	„Weiser“, der Überblick hat	Erklären, beraten	Sich genervt fühlen	Bedeutung der Dinge erkennen
Rigide-zwang-haft	„Diktator“, der klare Anweisungen gibt	Vorschläge machen, Kreativität anregen	Gelangweilt sein	Wahlmöglich-keiten haben

Einem schizoiden Patienten bietet man beispielsweise eine distanzierte Form der Induktion an, damit er sich vom Kontakt nicht überflutet fühlt. Zugleich würde man im Auge behalten, dass es ein Therapieziel für den Patienten sein könnte, sich frei

zu fühlen, Angebote abzulehnen oder anzunehmen, ohne aus Angst vor Konflikten mit Rückzug zu reagieren.
Einem dependenten Patienten dagegen könnte eine unterstützende Form der Induktion mit Berührung der Hand (Anheben bei der Levitation) guttun usw. Doch man würde auch Therapieziele mitberücksichtigen, wie Unsicherheit auszuhalten, z. B. wenn die Unterstützung wegfällt usw. (Einzelheiten siehe Revenstorf & Durian, 2015).

5.1.4 Diagnostik: Symptom- und Konfliktebene

Ein anderer Aspekt, der in der Hypnotherapie Beachtung findet, ist die Unterscheidung zwischen Symptom- und Konfliktebene (s. dazu auch Streeck, 2015). Etwa kann man die in der Operationalisierten Psychodynamischen Diagnostik (OPD) formulierten Konfliktthemen zu Hilfe nehmen, um die Motive des Patienten zu analysieren. Neben einem Zustand abgewehrter Konflikt- und Gefühlswahrnehmung (Alexithymie) werden dort folgende basalen Konflikte formuliert (Arbeitskreis OPD, 2009):

- Individuation/Abhängigkeit
- Unterwerfung/Kontrolle
- Versorgung/Autarkie
- Selbstwertkonflikt
- Schuldkonflikt
- Ödipaler Konflikt
- und Identitätskonflikt.

Wie aus Tabelle 3 deutlich wird, stehen einerseits bestimmte Konfliktthemen einzelnen Persönlichkeitstypen nahe. Andererseits gibt die Zusammenstellung auch Hinweise darauf, wie sich die Gegenübertragung diagnostisch nutzen lässt, um dem jeweiligen Konflikt auf die Spur zu kommen. Aus den Leitaffekten lassen sich Therapieziele ableiten, die man in der Trance partiell durch „Nachbeelterungs"-Strategien und Handhabung der Übertragungsdynamik bearbeiten kann. So können die verschiedenen Ängste mithilfe einer Affektbrücke und Altersregression u. U. zu ihren Ursprungssituationen zurückverfolgt und „versorgt" werden:

Selbstwert

Ein Patient vom Typ dünnhäutiger Narzisst mit einer *Selbstwert-Problematik* zeigte z. B. wegen seiner mangelnden Karriere-Erfolge Minderwertigkeitsgefühle gegenüber seiner überaus tüchtigen Ehefrau und geriet bei Kränkungen häufig in seine narzisstische Wut. In einer Altersregression berichtete er Szenen, in denen der Vater ihn gegenüber dem favorisierten Bruder abgewertet hatte.

Geschwisterrivalität

Oder eine Frau vom schizoiden Typ mit *ödipalen Konflikt* und Geschwisterrivalität scheiterte immer wieder aus Scham und Angst an wichtigen Aufgaben der Lebensbewältigung. In der Rückerinnerung tauchten ihr Szenen mit der älteren Schwester auf, die in ihrem Rivalitätsneid gegenüber der Nachgeborenen deren Leben mit Verfluchungen schwergemacht hatte („Aus dir wird nichts, du endest in der Gosse"), und Bilder, wie sie in der Familie wegen der Enge der Verhältnisse keinen Platz beanspruchen konnte.

Versorgung

Oder eine andere Patientin, die wegen Übergewicht zur Behandlung kam, erinnerte in der Altersregression Szenen, in denen ihr von der Mutter eingeredet wurde, dass sie nur überlebe, wenn sie ordentlich essen würde. Sie wäre am ehesten dem Konfliktmodell *Versorgung/Autarkie* zuzuordnen (s. Kap. 5.3.1).

Die Versorgung der jeweiligen Verletzungen bestand beim *Selbstwertfall* in der Wiederentdeckung des „guten" Vaters in Bildern aus dessen Vergangenheit, in denen er noch nicht durch einen Karriereknick gedemütigt worden war, den er später durch Delegation von Leistungserfolg an den älteren Sohn zu kompensieren trachtete. In einer Tranceszene, wo der Patient dem Vater seine Schulnoten präsentiert, schickt der rekonstruierte „gute" Vater den Bruder weg und gewährt dem Patienten das verdiente Lob. Der Patientin mit dem *Identitätskonflikt* wurde in der hypnotischen Bearbeitung eine Überlegenheitsphantasie der Schwester gegenüber suggeriert, in der sie wie ein Michelin-Männchen dreimal so groß wie die Schwester wurde und sie in die Flucht schlug und dabei mit ihrer Wut in Kontakt kam. Und der übergewichtigen Patientin mit dem *Autarkie-/Versorgungskonflikt* wurde in der Trance suggeriert, dass eine gute Fee sie von der sie fütternden Mutter erlöst usw.

Einem am Symptom mitwirkenden Konflikt würde man in der Hypnotherapie dadurch Rechnung tragen, dass man z. B. bei der Migräne neben dem Symptom auf der physiologischen Ebene (Gefäßspastik im kranialen Bereich) überprüft, ob es dem Patienten aufgrund von Verlustängsten schwerfällt, sich abzugrenzen (*Individuations-/Abhängigkeitskonflikt*) – dazu zwingt ihn die Migräne in Form von

Tabelle 3: *Konflikttypen, ihre Leitaffekte und Interaktionsmuster (modifiziert nach OPD, 2009, aus Revenstorf & Durian, 2015)*

Konflikt		Typus	Leitaffekt	Gegenübertragung
Abgewehrte Konflikt- und Gefühlswahrnehmung (Alexithymie)		Übersehen von Konflikten in sich und in Beziehungen, Schwierigkeiten, Gefühle und Bedürfnisse bei sich und anderen wahrzunehmen	Kein Leitaffekt, da Abwehr von Gefühlen und Konflikten im Sinne einer Schutzfunktion	Desinteresse, Langeweile, Sachlichkeit, Ärger aufgrund der abwehrenden Darstellung
Individuation versus Abhängigkeit	Passiver Modus	Suche nach engen und dauerhaften Beziehungen um jeden Preis, um den anderen besorgt, Konfliktverleugnung, sich schwach fühlen	Existenzielle Angst vor Verlust, Trennung und Einsamkeit	Sorge und Verantwortung, Befürchtung vor überstarken Wünschen nach Nähe und Vereinnahmung
	Aktiver Modus	Übersteigerte emotionale Unabhängigkeit, Kampf um Eigenständigkeit, sich stark fühlen, Unterdrückung eigener Bedürfnisse nach Anlehnung und Nähe	Existenzielle Angst vor Nähe, Vereinnahmung und Verschmelzung	Wenig Fürsorge und Schutz, geringes Verantwortungsgefühl, Sorge um abgewehrte Abhängigkeit (des Pat.)
Unterwerfung versus Kontrolle	Passiver Modus	Passiv-aggressive Unterwerfung	Ohnmächtige Wut, Scham, Unterwerfungslust, Furcht	Untergründig spürbare Verärgerung bei gefügigem Verhalten
	Aktiver Modus	Aggressives Dominanzstreben	Ärger, trotzige Aggressivität, Machtlust, Wut	Machtkampf mit Angst, bestimmt zu werden
Versorgung versus Autarkie	Passiver Modus	Anklammernd, fordernd	Trauer, Angst, den anderen zu verlieren, Neid, Depression	Sorge, Gefühl, ausgebeutet zu werden, Ärger
	Aktiver Modus	Anspruchsloser Verzicht, es anderen recht machen, altruistische Abtretung	Sorge um den anderen, laviert depressiv, Neid	Mitleid und Traurigkeit, Wahrnehmung lavierter Sehnsucht

Selbst-wert-konflikt	Passiver Modus	Selbstbild, im Vergleich zu anderen weniger Wert zu sein	Scham	Bestätigen oder Herabsetzen als Reaktion auf untergründige Abwertung
	Aktiver Modus	Forcierte Selbstsicherheit gegenüber anderen	Narzisstische Wut	Rechtfertigung, Ärger, Entwertungs-impulse
Schuld-konflikt	Passiver Modus	Selbstvorwürfe, Verzicht und Schuldübernahme	Trauer, Schuld, Depression	Vorsicht, Mitleid, Schuldzuweisungen
	Aktiver Modus	Anklagend, egoistisch Schuld anderen zuschreiben	Ärger, Schuld	Ablehnung, Ärger
Ödipaler Konflikt	Passiver Modus	Tendenz, sich als graue Maus im Hintergrund zu halten, harmlos, unattraktiv und geschlechtslos zu wirken	Schüchternheit, Scham, Angst	Langeweile, Empfinden von Unattraktivität und Fehlen von Erotik
	Aktiver Modus	Phallisch, hysterisch, im Mittelpunkt stehen wollen	Wechselnde und dramatische Emotionen, Erotisierung und Sexualisierung, im Rivalisieren Tendenz zu Schamlosigkeit und/oder Aggression	Angezogen sein im Wechsel mit sich zurückgewiesen fühlen, erotische Impulse, ärgerliche Enttäuschung
Identitäts-konflikt	Passiver Modus	Chronischer Identitätsmangel	Unsicherheit, Mangelgefühl, Ziellosigkeit	Verwirrung, Gefühl von Unklarheit und „nebulös“
	Aktiver Modus	Egoistisches Überspielen der Unsicherheit durch Vermeidung von Dissonanzen, Konstruktion eines Familienromans und geliehene Identitäten	Ständige Sorge um Gefährdung des aufgebauten Identitätssystems	Verwirrung, Gefühl von Unklarheit und Unstimmigkeit

Rückzug. Gegebenenfalls wäre dieses Thema in der hypnotischen Bearbeitung mit einzubeziehen, z. B. durch die Turandot-Metapher (s. Kap. 5.3.4). Oder bei einem Patienten mit Reizdarmsymptomatik wäre neben der symptomorientierten Bearbeitung auf der physiologischen Ebene (Störung der Darmtätigkeit) zu überprüfen, inwieweit Aggressionsausdruck (*Unterwerfungs-/Kontrollkonflikt*) als Thema mit zu berücksichtigen ist, z. B. durch die Vulkanmetapher im Hephaistos-Mythos (s. Anhang).

5.1.5 Kontraindikationen

Für die Gestaltung der Hypnotherapie ist der Begriff des *Strukturniveaus* (Rudolf, 2006) hilfreich, da bei strukturschwachen Patienten manche hypnotischen Techniken wie Altersregression und Trauma-Konfrontation – bisweilen auch Hypnose selbst –kontraindiziert sind. *Absolute Kontraindikationen* gelten für Patienten mit prodromalen Symptomen drohender Dekompensation und floriden wie chronischen psychotischen Symptomen. Eingeschränkt gilt dies für paranoide Persönlichkeiten. Ihnen fehlt oft das nötige Vertrauen und sie würden möglicherweise die Hypnose in ihr Wahnsystem als gegen sie gerichtet einbeziehen.

Relative Kontraindikationen gelten für Patienten mit narzisstischen Persönlichkeitsstörungen vom robusten, von Kernberg als beziehungsgestört beschriebenen Typ. Sie tun sich schwer, sich von anderen lenken zu lassen. Und Narzissten vom dünnhäutigen, nach Kohut eher Selbstwert-gestörten Typ kommen leicht mit ihrer narzisstischen Wut in Berührung und dekompensieren dann (s. Beispiel in Kap. 5.1.4 *Selbstwert-Problematik*). Patienten mit Borderline-Störungen schwanken in ihrer Beziehungsgestaltung oft zwischen Idealisierung und Abwertung, was zur Folge haben kann, dass der Rapport in der Trance einbrechen kann und eine bei diesen Patienten nicht seltene Traumatisierung reaktiviert wird, auf die der Therapeut dann keinen Einfluss mehr hat. In all diesen Fällen kann man – wenn überhaupt – am besten mit dialogischer Trance mit offenen Augen und stützenden Maßnahmen (z. B. Vorstellung von sicheren Orten, imaginierte Helferfiguren) arbeiten.

Umsicht ist auch geboten, wenn *larvierte Störungen* vorliegen, die ja nicht unbedingt auf den ersten Blick erkennbar sind.

Larvierte Depression

Eine Patientin verklagte ihre Ärztin, obwohl diese sie mit Akkupressur-Klopftechniken und stützender Hypnose (selbstwertstärkende Bilder) von ihren Panikattacken in wenigen Sitzungen befreit hatte, weil sie danach in eine Depression gefallen war. Tatsächlich befand sie sich völlig perspektivlos in einer ehelich und beruflich desolaten Lage, die hochgradig depressionsverdächtig war. Das war jedoch durch die akuten Angstsymptome zunächst überdeckt.

Larvierte Manie

Ein Patient, der sich wegen Raucherentwöhnung behandeln ließ, präsentierte sich als Willensmensch, der sich das Heroin und den Alkohol abgewöhnt hatte, und nun sollte auch noch das Rauchen an die Reihe kommen. Dazu ließ er sich auf eine Hypnose bei einer Frau ein, was vollkommen seiner männlichen Selbstbestimmung widersprach. Er – Zuhälter und Dealer, wie er stolz bemerkte – war gewohnt, die Kontrolle zu behalten, und als er sie in der Hypnoseinduktion dennoch aufgab und sie der Therapeutin überließ, wurde bei ihm eine Manie reaktiviert, die er bisher mit Autogenem Training und Disziplin unter Kontrolle gehalten hatte. Seine Ehefrau rief an und wollte wissen, was ihm in der Hypnose suggeriert worden sei, da er Zahnpasta im Supermarkt stehle und ein neues Auto bestellt habe.

Wie deutlich geworden sein mag, sind Kategorien von Symptomatik, Konflikt und Persönlichkeitsstruktur (oder Stil) in der Hypnotherapie durchaus hilfreich, ohne dass dabei der defizitäre Aspekt einer Diagnostik im Vordergrund steht, wenn sie für die Beziehungsgestaltung genutzt werden. Das heißt, dass man solche Begriffe idealerweise nicht zur dauerhaften Typisierung von Individuen und als Begrenzung therapeutischer Möglichkeiten sieht, sondern als Bereicherung im therapeutischen Prozess. Und als Therapeut sollten eigene narzisstische Motive bedacht werden, die mit Hypnose leichter als in anderen Therapieformen aktiviert werden. Gefühle von Omnipotenz könnten bei der Anwendung von Hypnose auftreten, was den Nutzen für den Patienten nicht unbedingt ausschließt, aber reflektiert werden sollte.

5.2 Tranceinduktion

5.2.1 Trance als Ritual

Die Gestaltung der Tranceinduktion kann mehr oder weniger formell ablaufen. Sie kann sogar rituelle Züge annehmen, was nicht nachteilig ist, wenn man daran denkt, dass alle

Arten von Behandlungen sich bestimmter Rituale bedienen. Jerome Frank (1985) ging so weit, alle Therapieformen vom Schamanismus über Medizin bis zur Psychotherapie unter ein gemeinsames Schema zu subsumieren. Danach besteht jedwede Behandlung einer Störung darin, den Patienten in einen Zustand zu versetzen, in dem er die Demoralisierung hinter sich lassen kann, die ihn daran hindert, seine Selbstheilungskräfte zu mobilisieren. Um das zu erreichen bedarf es eines Kontextes mit vier Komponenten:

- *Insignien* der Autorität: weißer Kittel, Doktor-Titel, Zertifikat an der Wand
- einem *Mythos*, d. h. einem Erklärungsmodell dafür, wie die Störung zustande kam und wie sie bewältigt werden kann: Diagnostik in der Medizin, Ödipuskonflikt in der Psychoanalyse, Lerndefizit in der Verhaltenstherapie, Wachstumshemmung in den humanistischen Therapien, Homöostase-Modell in den systemischen Therapien
- einem *Ritual:* Medikation vom Arzt, Liegen auf der Couch des Analytikers, die Technik des leeren Stuhls beim Gestalttherapeuten
- einer *affektiven Erfahrung:* versorgte Hilflosigkeit beim Arzt, empathische Beziehung in der Gesprächstherapie, positive Übertragung beim jedwedem Psychotherapeuten mit Empfindungen der Geborgenheit sowie u. U. Ausagieren von Wut und Trauer.

In der Hypnotherapie stellt der Mythos das ‚hilfreiche Unbewusste' dar und das Ritual die Tranceinduktion in ihren verschiedenen Varianten. Die affektive Erfahrung ist dadurch erleichtert, dass der Patient in der Trance aufgrund der herabgesetzten Abwehr emotional gut ansprechbar ist (vgl. die Oxytocin-Ausschüttung s. Kap. 1.3). Man kann Rituale als magische Handlungen aus einer prärationalen Vergangenheit abtun. Neuere empirische Untersuchungen unterstützen jedoch die Kontext-Hypothese Franks. In den Metaanalysen aller Metaanalysen von Wampold (2001) waren die zwei wichtigsten Wirkfaktoren der Psychotherapie die therapeutische Beziehung und die Überzeugtheit des Therapeuten von seinem Tun (englisch: alliance und allegiance). Ein fixes Ritual wie z. B. ein Manual in der Verhaltenstherapie, die Winke-Technik beim EMDR, das Klopfen bei EFT, das Schlagen auf ein Kissen in der Körperpsychotherapie, die Traumdeutung in der Tiefenpsychologie usw. weisen auf die Kompetenz des Therapeuten hin und wirken überzeugend auf den Patienten und machen ihn neugierig.

5.2.2 Induktionsrituale

Das folgende Schema muss nicht in der Abfolge strikt eingehalten werden, gibt aber einen gewissen Überblick darüber, worauf man achten kann.

Ablauf der Tranceinduktion

1. *Rapport:* Klärung der Bereitschaft, Information über Hypnose, Beseitigung von Befürchtungen (Kontrollverlust, nicht mehr aufzuwachen, Manipulation usw.), Pacing. Willentlich zu befolgende Anleitungen wie: „Am besten, Sie stellen Ihre Beine parallel auf die Erde und legen die Hände auf die Schenkel, dann nehmen Sie einen tiefen Atemzug und atmen langsam aus ..." Wenn der Patient diesen Anweisungen folgen kann, signalisiert er seine Empfänglichkeit für weitere Suggestionen.
2. *Fokussierung der Wahrnehmung*: Bindung der Aufmerksamkeit, um sie nach innen zu lenken; Beschreibung der Wahrnehmungen auf allen Kanälen, von außen (Fernsinne: akustisch, visuell) nach innen (Nahsinne: taktil, kinästhetisch, somatosensorisch), Pacing und Leading.
3. *Vertiefung*: Um dem Organismus Zeit zur Umstellung zu geben, z. B. zählen: Treppen, Stockwerkanzeige im Fahrstuhl, Schritte auf einer Bergwanderung.
4. *Ratifikation (wo es passt)*: Hinweise auf verändertes Bewusstsein (Immobilität, Levitation, Lidschluss, Zeitverzerrung).
5. *Nutzung der Trance:* Dissoziation, Assoziation, Regression, Progression (s. u.).
6. *Reorientierung*: Posthypnotische Suggestion für die nächste Trance und für Problemlösungen, Rücknahme der Trance, Ablenkung vom Inhalt (Themenwechsel, Konfusion, Amnesie-Suggestion).

Die Einleitung der Trance kann durch verschiedene Prozeduren erreicht werden, mit denen die Wahrnehmung auf einem bestimmten Sinneskanal fokussiert wird: auf dem visuellen Kanal bei der Blickfixation durch Anschauen eines Stiftes oder Pendels, auf dem propriozeptiven Kanal bei der Handlevitation und der Entspannungsinduktion sowie auf dem auditiven Kanal bei bloßem Erzählen einer Geschichte mit allmählich monotoner werdender Stimme.

Zu den rituellen Merkmalen einer Tranceinduktion gehören: Die Vorgehensweise wird als Hypnose definiert, und es erfolgt eine wortreiche, u. U. direktive Instruktion, die mit Bestimmtheit und monotoner, fürsorglicher Intonation vorgetragen wird.

Im medizinischen Bereich, in dem körperliche Berührungen selbstverständlicher sind als in der Psychotherapie, kommt es wegen der begrenzten Zeit oder auch bei einem Notfall auf eine schnelle Induktion an. Dann kann man den Ritualcharakter verstärken, indem man ein Licht vor den Augen des Patienten schnell hin und her bewegt und näher kommen lässt, um den Lidschluss zu fördern, die Hand auf die Schulter oder aufs Schädeldach legt, um den Kopf wie ein Zeichen des Einverständnisses sanft nach vorn nicken zu lassen, und den Finger auf das „dritte Auge", was möglicherweise Akkupressurwirkung hat, und die Trance dann durch schnelles Zählen von 1 bis 10 vertieft.

Eine besondere Rolle nimmt das Ritual der *Handlevitation* ein, einer unwillkürlich als dissoziiert erlebten Bewegung des Armes oder der Hand nach oben. Diese Erfahrung überzeugt den Patienten - oft verbunden mit gewisser Überraschung - davon, dass Hypnose etwas bewirken kann, was außerhalb der bewussten Kontrolle geschieht, allerdings nur, wenn man es zulässt. Die Handlevitation dient daher als Hinweis dafür, dass ein anderer psychosomatischer Zustand eingetreten ist und dass der Patient innerlich damit einverstanden ist. Sie hat außerdem die Funktion, die Vorstufe zu einer hypnotischen Analgesie zu sein; denn dadurch, dass das Blut aus der Hand nach unten abfließt, stellt sich leicht ein Gefühl der Kühle ein, das sich mit Suggestionen der Unempfindlichkeit verbinden lässt. Darüber hinaus kann die Handlevitation als Signal einer intuitiven Zustimmung zu den in der Hypnose suggerierten Inhalten verwendet werden (s. Kap. 5.3.4). Die Unterstützung der Hand durch das Unbewusste (d. h. durch unwillkürliche Innervation) wird als Signal für innere Zustimmung interpretiert. Auch wird suggeriert, dass ein intuitiver Vorbehalt sich dadurch ausdrücken würde, dass diese Unterstützung nachlässt und die Hand schwer wird - selbst wenn der Patient nicht weiß aus welchem Grunde. Die Idiomotorik der Hand wird so als zweites Signalsystem eingesetzt.

5.2.3 Induktionstexte

Die folgenden Textbeispiele verdeutlichen verschiedene Induktionstechniken.

Einleitung

Ich nehme an, dass Sie eine angenehme Position finden können und die Augen auf einen Punkt richten, auf dem sie ruhen können. Sie können Ihre Haltung prüfen und alles verändern. Geräusche können Ihnen bekannt oder fremd vorkommen, um später zu vergessen, darauf zu achten, und so die Ruhe zu empfinden.

Es kann die Unruhe sich an einer Stelle sammeln, während der Rest des Körpers sich entspannt. Geräusche können der Ausgangspunkt sein, von dem Sie sich entfernen.

Fixation eines Punktes am Fußboden oder eines hingehaltenen Stiftes

Sie brauchen die Lider nicht zu schließen. Bis Sie müde werden, können Sie nach einer Weile feststellen, dass Sie durch die Dinge hindurchsehen. Mühelos, indem Sie Ihren Blick weit gestellt haben, durch die Dinge durchsehen, ohne sie aus den Augen zu verlieren. Was Sie anschauen, kann unschärfer werden oder sich bewegen und Sie können andere Dinge auch wahrnehmen, Muster, Farben, Veränderungen des Lichts. Früher oder später können die Lider ein Gefühl der Schwere entwickeln, dem es angenehm ist, nachzugeben.

Levitation

Die Hände können unterschiedliche Empfindungen haben, wenn sie getrennt liegen. Die linke Hand kann etwas Anderes empfinden als die rechte. Die eine Hand kann leichter werden, Sie können das Kribbeln bemerken oder ein Gefühl von Taubheit. Ich weiß nicht, ob es der linken oder rechten Hand leichter ist, eher dieses Gefühl zu entwickeln, was Sie daran bemerken, dass sich unmerklich eine Schicht, die Empfindung einer Schicht, zwischen die Unterlage und die Hand schieben kann, nur einen Millimeter. Kleine unregelmäßige Bewegungen der Finger können anzeigen, dass für diese Hand beginnt, etwas sich zu verändern, ein Gefühl von Leichtigkeit und ein Gefühl von Kühle. Sie können die Luft zwischen den Fingern spüren. Mit jedem Einatmen kann die Hand leichter werden, als würden Ballons mit Fäden an die Finger geknüpft sein, die die Hand unmerklich nach oben ziehen, und auch wenn die Hand sich noch nicht beginnt zu heben, können Sie die Vorstellung entwickeln, dass sie sich bereits in einem Abstand einige Zentimeter über der Hand befindet, als hätten Sie eine zweite Hand in der Vorstellung: leicht und unempfindlich. Das ist eine eigenartige Vorstellung. Wie ein Ballon kann sie sich heben und dabei kann die Hand kühler, kühl und leicht werden.

Vertiefung

Sie können tiefer in Trance gehen; während ich gleich von 1 bis 10 zähle, können Sie sich vorstellen, vielleicht wie auf einer Treppe kleine oder große Schritte zu machen und weiterzukommen. In Ihrem eigenen Rhythmus. Sie müssen meinen Worten nicht folgen und können dabei auch einzelne Stufen überspringen oder heimlich schon weiter sein, schon ganz woanders. 1 – den ersten Schritt haben Sie längst getan. 2 – Münzen haben zwei Seiten, eine Tür hat zwei Seiten, das kann man sehen, wenn man sie öffnet. 3 – Aller guten Dinge sind drei, sagen die Leute. 4 – Finger und einen Daumen an jeder Hand. 5 – Zehen an jedem Fuß; die Berührung des Fußbodens und das Gefühl der Sicherheit. 6 – ist eine Zahl, die man auf den Kopf stellen kann; Zahlen, mit denen kann man spielen. 7 – sieben auf einen Streich, 7 Schwaben, 7 Tage hat die Woche und an einem soll man ruhen. 8 – sind zwei Nullen übereinander; Acht geben und nehmen. 9 – ist die umgedrehte sechs. 10 – den letzten Schritt tun Sie allein. Sie haben einen Zustand erreicht, der für Sie im Moment richtig ist. Im Kopf können Sie hellwach sein und feststellen, dass der

Körper gut aufgehoben ist und Sie nichts Besonderes tun müssen. Der bewusste Verstand kann mir zuhören, während das Unbewusste von dem lernt, was Sie nicht hören, und manchmal lernt auch der bewusste Verstand von dem, was das Unbewusste schon weiß. In Trance können sich die Gedanken neu ordnen, Sie können dadurch auf Ideen kommen, auf die Sie sonst gar nicht gekommen wären.

Nutzung der Trance (Bearbeitung des Problems, s. Kap. 5.3)

Ablenkung durch Konfusion und posthypnotische Suggestion (PHS)
Es gibt Erinnerungen an Ruhe und Gelassenheit, Dinge, die Sie vergessen haben, und Dinge, die Sie erinnern, dass sie vergessen waren, so wie Sie früher vergessen haben, an die Zukunft zu denken, die jetzt Gegenwart ist, und später vergessen haben werden, was Sie jetzt wahrnehmen. Dass Sie das nächste Mal in diesem Stuhl noch leichter und schneller in Trance gehen werden (PHS).

Reorientierung
Sie können in wenigen Minuten aus der Trance zurückkehren, ganz frisch und wach sein wie nach einem kurzen Schlaf und sich wieder bewegen und dem nachgehen, was Sie ohnehin als Nächstes tun wollen. Drei, zwei, eins. Jetzt.

Mit derartigen Anleitungen erreichen manche Menschen einen Trancezustand, der entweder eher als Absorption in eine Vorstellung oder als Dissoziation gegenüber der Umgebung oder des Körpers erlebt wird. Aber wie Weitzenhoffer (1989), einer der erfahrensten Hypnoseforscher und Praktiker, am Ende seines Lebens sagte: *Es gibt keine eindeutigen Zeichen für hypnotische Trance, die man dem Patienten von außen ansehen kann.* Derselbe Autor stellte fest, dass nicht jeder hypnotisierbar sei, es keine *linguistische Magie* für die Formulierung von Suggestionen gebe, die immer wirken, und es nur eine erwiesene Wahrheit gäbe, nämlich, dass hypnotische Trance eine deutliche Erhöhung einer schon vorhandenen *Suggestibilität* verursache. Daher kann man pragmatisch davon ausgehen, dass bei jedweder Induktion, sei es durch Entspannung, Blickfixation, Levitation oder auf andere Art, der Patient auf einer der Ebenen in Abbildung 3 landet, ohne dass man genau wissen kann, wo.

Hypnotische Trance wird häufig monologisch induziert und genutzt. In vielen Fällen ist es allerdings günstiger, die Trance dialogisch, also in Interaktion mit dem Patienten, anzuleiten. In einer Altersregression muss man z. B. wissen, wo der Patient sich innerlich gerade befindet (s. Kap. 5.3.1), ebenso bei der Imagination einer Symptomgestalt (s. Kap. 5.3.3). Der Nachteil einer dialogischen Induktion liegt in einer oft weniger tiefen Trance.

5.2.4 Tieftrance und posthypnotische Suggestion

Um dem Patienten eine überzeugende Tranceerfahrung zu vermitteln und eine posthypnotische Umsetzung von Verhalten oder Haltungsänderungen wirksam zu suggerieren (s. Fallbeispiele in Kap. 2) ist es manchmal sinnvoll, eine ausführliche Induktion zu verwenden. Dadurch wird dem Patienten genügend Zeit gegeben, sich auf die Trance einzulassen und zu dissoziieren, falls das angestrebt wird. Die folgende Induktion, die auf den Bühnenhypnotiseur Elman zurückgeht, ist dazu geeignet. Sie besteht aus drei Komponenten: körperliche Entspannung, mentale Entspannung und posthypnotische Suggestion.

Tieftrance (nach Elman)

Körperliche Entspannung

Atmen Sie tief ein und halten Sie den Atem ein paar Sekunden an *(falls der Patient jetzt schon die Augen schließt, die Suggestion wiederholen, denn die Reaktion des Patienten soll an die Suggestionen des Therapeuten gekoppelt sein).* Und während Sie wieder ausatmen, lassen Sie zu, dass sich Ihre Lider schließen. *(Mit der Hand „Luftstriche" in einigem Abstand über den Körper des Patienten von der Stirn bis zu den Füßen machen.)*

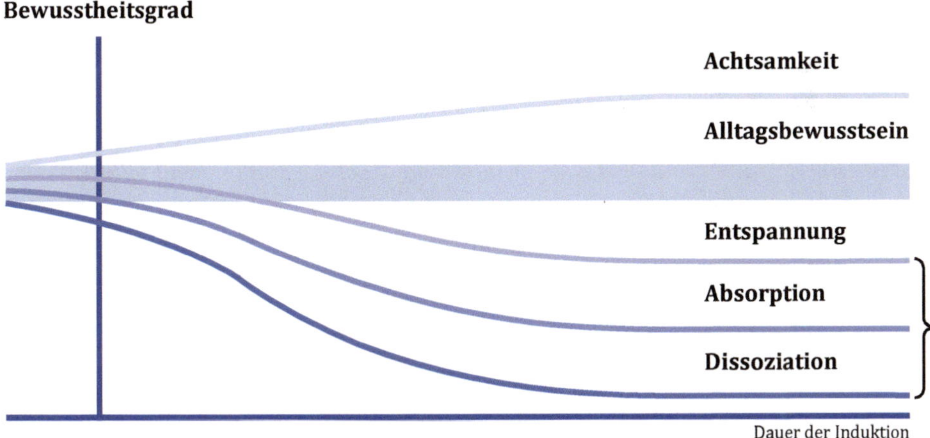

Abbildung 4: *Bewusstseinszustände: Die beiden mit der Klammer bezeichneten Zustände sind hypnotherapeutisch besonders gut nutzbar.*

Lassen Sie alle Oberflächenspannung aus Ihrem Körper nach unten abfließen. Richten Sie Ihre Aufmerksamkeit auf die Augen. Entspannen Sie die Muskeln um Ihre Augen so sehr, dass die Lider ganz schwer werden. So entspannt, dass sie sich nicht mehr bewegen können – solange Sie den Entspannungszustand aufrechterhalten, sie werden schwer wie Vorhänge mit Bleigewichten. Die Entspannung, die Ihre Augen empfinden, kann sich auf den ganzen Körper übertragen, vom Kopf bis zu den Füßen. Ganz entspannt und unbeweglich wie im Schlaf. *(Der Patient wird gebeten, die Augen wieder zu öffnen und das Ganze noch zweimal zu wiederholen, und sich dabei jedes Mal noch tiefer zu entspannen.)*

Ich werde jetzt gleich Ihre Hand einen Zentimeter anheben und sie auf Ihr Knie (die Lehne) fallen lassen, um zu sehen, dass sie schon ganz schwer und schlaff ist wie ein nasser Lappen. Sie wird einfach herabfallen wie ein Stein. (*Hand anheben und loslassen).* Tief entspannt.

Mentale Entspannung

Menschen können sich körperlich entspannen und geistig entspannen. Geistig entspannen heißt, den Geist leer machen. Von allem frei räumen, was Sie jetzt im Moment nicht brauchen, Platz schaffen für etwas Neues. Das ist ein gutes Gefühl. Ich werde Sie gleich bitten, gemurmelt oder still, langsam von 100 rückwärts zu zählen, 100, 99, 98 usw. Jeweils die nächste Zahl, wenn ich Sie darum bitte. Das ist das Geheimnis geistiger Entspannung: Verdoppeln Sie bei jeder Zahl, die Sie sich vorstellen, die geistige Entspannung. Ihr Körper wird beim Erreichen der Zahl 96 oder schon früher so entspannt sein, dass der Entspannungszustand alle Zahlen, die nach 96 kommen würden, aus Ihrem Bewusstsein vertreibt, damit Platz wird für etwas Neues.* Alle Zahlen, die nach 96 kommen würden, werden einfach verschwinden. Sie lassen sie kleiner werden, blasser, dunkler werden oder wie im Nebel einfach verschwinden. Murmeln Sie jetzt die erste Zahl: 100, verdoppeln Sie Ihre geistige Entspannung. *(Warten, dass der Patient ausatmet oder 100 murmelt.)* Tief entspannt. Fangen Sie schon jetzt damit an, die übrigen Zahlen verschwinden zu lassen. Die nächste Zahl; noch tiefer entspannt *(usw., die Anweisung von dem Sternchenzeichen * an noch 3-mal wiederholen, bis der Patient bei 96 angekommen sein muss).*

Posthypnotische Suggestion

Gleich werde ich etwas zu Ihrem Unbewussten sagen; Sie können es vergessen und im richtigen Moment wieder erinnern oder erinnern, dass Sie es vergessen haben. Vergessen ist ein ganz normaler, natürlicher Vorgang. Sie tun es ständig. Warum sollte es Sie interessieren, was Sie vor zwei Wochen dienstags zu Abend gegessen haben? Sie vergessen es einfach. Sie können vergessen, was ich Ihnen jetzt gleich sagen werde. So wie ein belangloses Blatt Papier, das Sie weglegen und vergessen und irgendwann wiederfinden, wenn es gebraucht wird. Wo ist es geblieben? Woher sollen Sie es wissen? Vergessen Sie es einfach. Vergessen ist ein ganz normaler natürlicher Vorgang. Ich möchte Ihnen jetzt suggerieren, dass Sie ...

(An dieser Stelle geeignete direkte Suggestionen einfügen, die positiv formuliert sind, sich auf Einstellungen, Verhalten oder Mobilisierung von Ressourcen beziehen oder andere vom Patienten erwünschte therapeutische Ziele; Fallbeispiele s. Kap. 2.)

Sie können diese Suggestionen bewusst vergessen so wie das Blatt Papier, das Sie verlegt haben, und sich unbewusst an sie erinnern. Es ist völlig normal und natürlich. Vergessen ist ein ganz normaler, natürlicher Vorgang.

(Dann Reorientierung durch Zählen von 10 bis 1.)

Die posthypnotische Suggestion soll nach Induktion einer mittleren bis tiefen Trance kurz, klar, direkt und gezielt (möglichst positiv) formuliert sein, z. B.: „Sie werden nur noch vor 18 Uhr essen" (s. Kap. 2.2 *Essverhalten*). Was der Therapeut sagt, sollte mit dem übereinstimmen, was der Patient denkt. Der Therapeut stellt sich den Patienten vor, wie er die Suggestion ausführt. Der Ablauf soll an konkrete Auslöser gekoppelt sein (Routinehandlungen, Uhrzeigerstellung, Fernsehprogramm-Ende u. Ä.). Ort und Umstände für die suggerierte Handlung sind genau zu beschreiben wie ein Film (s. Fallbeispiele in Kap. 2). Die Suggestion soll als zwingend formuliert werden, z. B.: „Sie werden den unwiderstehlichen Drang verspüren, den Alkohol abzulehnen" (wie automatisch, wie von allein, dringendes Bedürfnis, unvermeidlich, zwangsläufig, wie selbstverständlich, unweigerlich, unabwendbar, unwillkürlich). Die Suggestion wird mehrfach wiederholt und Amnesie bzw. Ablenkung suggeriert.

5.2.5 Selbsthypnose

Hypnotische Trance ist ein Zustand der Absorption in bestimmte Wahrnehmungen oder Gedanken, unter Umständen auch der Dissoziation von anderen Wahrnehmungen und innerer Offenheit, die das Einlassen auf und das Loslassen von bestimmten Vorstellungen erleichtert. Der hypnotische Zustand zeichnet sich durch einen unwillkürlichen Verlauf des mentalen Prozesses aus, der Suchprozesse und kreative Lösungen erleichtert. Diese Fähigkeit hat mit der Deaktivierung des Alltagsbewusstseins zu tun, das Wahrnehmungen und Denken in bestimmte gut gebahnte Richtungen drängt und andere Denk- und Wahrnehmungsmöglichkeiten auszuschließen tendiert (s. auch Kap. 1.1 *Hypnose als Ich-freier Zustand*). Dass man diesen Zustand leichter mit einer Anleitung durch eine Person erreichen kann, die dafür einen sicheren Rahmen herstellt, Schutz und Zuversicht vermittelt, die hilft, sich darauf einzulassen, ist naheliegend.

Viele psychische, psychosomatische und somatische Störungen treten aber im Alltag wiederholt auf, und es kann wünschenswert sein, ihnen im akuten Fall mit Hypnose abzuhelfen. Das trifft auf Schmerzen, Hautprobleme, Schlafstörungen, Ängste, Stress und vieles mehr zu. Wenn ein Patient einmal Zugang zur hypnotischen Trance gefunden und sie zur Problembewältigung kennen gelernt hat, kann er das Bedürfnis haben, diesen Zustand für sich auch selbstständig zu erreichen. Dazu dient Selbsthypnose.

Selbsthypnose ist eine Methode, um sich mit Disziplin selbst den Übergang aus dem Zustand des Alltagsbewusstseins in einen absorbierten, dissoziierten oder innerlichen weiten Zustand zu versetzen. In diesem Zustand wird eine bestimmte Haltung, Wahrnehmung oder ein bestimmtes Verhalten zur Lösung eines Problems möglich, wie zum Beispiel das Loslassen von Gedanken beim Einschlafen, das Abspalten von Schmerzen oder die Konzentration auf eine sportliche Leistung. Dabei geht es oft gar nicht darum, etwas völlig Neues zu suchen. Eine einmal in einer Sitzung unter Anleitung gefundene hypnotische Strategie kann durch Selbsthypnose in eine alltagstaugliche Routine übersetzt werden.

Es gibt viele Wege der Selbsthypnose. Bewährt hat sich zum Beispiel der folgende: Man konzentriert sich zunächst systematisch auf bestimmte Aspekte der Wahrnehmung,

- etwa nacheinander auf fünf Dinge, die man hören kann (auditiv),
- dann auf fünf Dinge, die man sehen kann (visuell) oder – wenn die Augen geschlossen sind – die man aus der Erinnerung innerlich vor sich sieht.
- Danach erfolgt die Konzentration auf fünf Empfindungen am eigenen Körper (propriozeptiv),
- dann auf vier auditive, vier visuelle, vier propriozeptive Wahrnehmungen,
- schließlich auf je drei, je zwei und zuletzt auf je eine Wahrnehmung in jedem Sinneskanal.

Am Ende bemüht man sich, möglichst alle Eindrücke auf allen Wahrnehmungskanälen gleichzeitig zuzulassen. Der letzte Schritt führt zur Überladung, und tendenziell resultiert daraus ein Abschalten des schweifenden Denkens wie auch des rationalen Analysierens, womit der Eintritt in einen Trancezustand gefördert wird.

Wenn dann die innere Offenheit erreicht ist, wendet man sich der Zielvorstellung zu, z. B.

- um einzuschlafen dem Ballon mit dem Sorgenkorb (s. Anhang), der immer höher davon schwebt,
- dem Krafttier, das die Fähigkeit oder Haltung symbolisiert, die man für die sportliche Leistung etwa für den Aufschlag beim Tennis benötigt oder für die Konzentration auf eine akademische Leistung. Ein Golfspieler stellte sich z. B., bevor er zum Schlag ausholte, einen Delphin als Symbol der Bewegungseleganz vor.

Selbsthypnose macht Verhaltensänderungen alltagstauglich, und sie können durch eine Audioaufnahme erleichtert werden, die in der Therapiesitzung hergestellt wird. Sie stellt eine Art Übergangsobjekt dar, nach einer Weile kennt der Patient den Text auswendig und kann ihn innerlich automatisch auch ohne die Aufnahme rezitieren. Grundsätzlich tritt dabei ein „Innerer Beobachter" an die Stelle des Therapeuten und die Akzeptanz an diese Kontrollinstanz ist in der Qualität nicht regressiv, sondern selbstverantwortlich (Beispiele für Selbsthypnose-Anwendungen finden sich bei Alman & Lambrou, 1996).

5.3 Nutzung der Trance

Die Nutzung der *hypnotischen Trance als Veränderungsmedium* beinhaltet einmal die *Topografie* und zum anderen den *Modus* der Nutzung. Mit *Topografie* ist gemeint, dass die Bearbeitung des Problems in der Vergangenheit (regressiv[21]) oder in der Zukunft (progressiv) als Vision einer Veränderung des Verhaltens und Erlebens erfolgen kann. Und dass sie außerdem durch Ergänzung des Erlebnisspektrums (assoziativ) oder dessen Begrenzung durch Ausblendung von überwertigen Erfahrungsaspekten (dissoziativ), Symbolisierung oder Umstrukturierung der Sichtweise in der Jetztzeit (Restrukturierung, Reframing) stattfindet.

Der *Modus* der hypnotherapeutischen Bearbeitung bezieht sich darauf, ob die Trance unspezifisch salutogen wie bei Entspannung oder Meditation genutzt wird, etwa in Krisen oder körperlichen Erregungszuständen, oder ob ein bestimmtes Problem damit behandelt werden soll. Dabei ist wiederum zu unterscheiden, ob das Problem explizit in dem Sinne angegangen werden kann, dass das Ziel (z. B. Über-

[21] Der Ausdruck „regressiv" ist hier im zeitlichen Sinn gemeint, nicht nur im Sinn einer kindlichen Bewusstseinslage.

windung einer Flugangst) und der Weg (Reassoziation einer Ressource wie in dem Fahrradlenker-Beispiel, Kap. 1.6 *Flugphobie*) bekannt sind oder ob es implizit behandelt werden muss, da Ziel und Weg nicht bekannt sind wie bei Entscheidungsproblemen (s. Kap. 5.3.4). Und schließlich ist noch zu entscheiden, ob das Problem auf der Symptomebene behandelt werden kann, wie bei der Unterstützung einer Wundheilung (s. Kap. 5.3.3), oder einen möglichen Konfliktaspekt beinhaltet wie bei manchen psychosomatischen Themen (Hautprobleme oder Migräne, s. Kap. 5.3.3).

5.3.1 Regression und Progression

Regression

In dem folgenden Induktionsbeispiel wird die Prüfungsangst eines Studenten (s. Kap. 2.6), der durch einige Prüfungen gefallen ist, dadurch überwunden, dass er seine depressive Demoralisierung regressiv mit einem frühen Erfolgserlebnis verbindet. Er sei der Hypnose gegenüber eher verschlossen, doch nachdem er nicht mehr aus noch ein wisse, habe er sich ihr dann doch zugewandt, sagt er. Angesichts des Zeitdrucks (drei Tage bis zur Prüfung) wird ihm gesagt, dass dies ein besonderer Moment sei. Der Patient beschreibt sich als gefühlsarm und aus dem Leben zurückgezogen, gleichzeitig jedoch auch sehr sensibel, und er leide stark unter Prüfungsangst. Die nächste Prüfung kann er weder wiederholen noch aufschieben, deshalb muss er sie machen und bestehen. Es bieten sich mehrere Ressourcen aus der Vergangenheit an. Er erinnert sich voller Stolz an einen unerwarteten Erfolg als Hockeytorwart mit acht Jahren, hat eine Vorliebe für eine bestimmte ethnische Musik und trägt einen speziellen Ring. Nach einer Entspannungsinduktion wird ein sicherer Ort mit einer Leinwand eingeführt, auf der die Ressource erscheint. Es folgen eine ermutigende Metapher und eine posthypnotische Suggestion mit der genauen Beschreibung des Ablaufes am Prüfungstag inklusive der Mobilisierung der Ressourcen und der automatischen Ausführung der Prüfungsarbeit. Die Induktion betont den Aspekt des Magischen, da der Patient eine gewisse Neigung dafür zeigt.

Prüfungsangst

Einleitung (Atmung und Entspannung), dann:

Ihr Körper kann einen ganz unbeweglichen entspannten Zustand einnehmen, wie im Schlaf, und Ihr Bewusstsein ist ganz wach, wie im Traum. Stellen Sie sich für einen Moment hinter Ihren geschlossenen Lidern diesen Ring vor und die Windung eines endlosen Knotens, der immer zum Anfang zurückkehrt *(bezieht sich auf die Form des Ringes, den der Patient trägt, und ist zugleich eine indirekte Suggestion zur Regression).*

Sicherer Ort

Und dann begeben Sie sich innerlich an einen Ort, der Ihnen vollkommen sicher erscheint, vollkommen geborgen, wo Sie niemand erreichen kann. Vielleicht ist es ein bestimmter Ort in der Phantasie, aus der Erinnerung oder einer, den Sie gewohnt sind aufzusuchen, wie das Bett. An diesem Ort sind keine Menschen; vielleicht ist es ein Baum, ein Strand, ein Berg, ein Fels, ein See oder eine Höhle. Wenn Sie sich innerlich an diesen Ort begeben haben, dann finden Sie heraus, was es ist, das diese Geborgenheit und Sicherheit ausmacht. Ist es eine bestimmte Farbe, ein bestimmtes Objekt? Ist es eine bestimmte Aussicht, oder sind es bestimmte Klänge? Ist es das Licht? Oder die Art, wie Sie stehen, sitzen oder liegen? Und dann stellen Sie sich vor, Sie hören Ihre Lieblingsmusik. Und indem Sie diese Musik hören, die Klänge der Instrumente oder die Worte und den Gesang, ist es wie ein Zauber.

Innerer Berater und Kinotechnik Ressource

Und wie gerufen, erscheint eine Person, eine magische Person als Ihr Berater und ich weiß nicht, ist es ein Wesen, ist es ein Objekt wie ein Stein; ist es ein Tier oder ein Mensch, ein Fabelwesen, Mann oder Frau? Treten Sie einfach zurück und betrachten Sie Ihren Berater und lenken Sie einen Augenblick Ihre Aufmerksamkeit auf ihn, schauen Sie ihn genau an und er wird Ihnen gleich einen Film zeigen; er zaubert eine Leinwand an Ihren sicheren Ort, zu dem sonst niemand Zutritt hat, und dann sehen Sie einen kleinen Film. Sie sehen den kleinen Max, als Torwart beim Hockey, und niemand würde es glauben, dass er stark und schnell und groß genug ist, um bis in die Ecke zu gelangen und den Schuss abzuwehren, aber als er den Zweifel hört, wächst er wie ein Michelin-Männchen, wird größer und stärker und als der Sieben-Meter-Schuss kommt, erwischt er ihn in der Ecke, was keiner geglaubt hätte; und Sie sehen seine Stärke und seinen Stolz und dann schaltet der Berater den Film wieder ab.

Eintritt in die Leinwand (Reassoziation der Ressource)

Und beim nächsten Mal bittet er Sie, ganz nah heranzutreten, und schaltet den Film wieder an und als Sie den kleinen Max sich recken und springen sehen und wie er den Sieben-Meter-Schuss in der Ecke abfängt und wieder auf den Füßen steht und ihn alle anschauen voller Begeisterung und Bewunderung – an dieser Stelle bittet Sie der Berater, in den Film hineinzugehen und den kleinen Max zu berühren und mit ihm eins zu werden, in ihn hineinzuschlüpfen, und Sie spüren seine Größe und seine Beweglichkeit und den Stolz. Dann verlassen Sie den Film wieder und bitten den kleinen Max, mit Ihnen mitzukommen wie ein unsichtbarer Helfer, auch wenn es gar nicht so leicht für ihn ist. Dann können Sie sich für einen Moment zurücklehnen *(Patient weint)* und der Berater erzählt Ihnen etwas von Tränen, die etwas lösen; Tränen der Trauer, Tränen des Zornes, Tränen, die trocknen, und er bittet Sie für einen Moment die Augen zu schließen und fängt an zu erzählen.

Es folgen die Metapher „Der Teufel mit den drei goldenen Haaren" (s. Anhang), posthypnotische Suggestion zum genauen Ablauf der Prüfung (s. Fallbeschreibung Kap. 2.6) und Reorientierung.

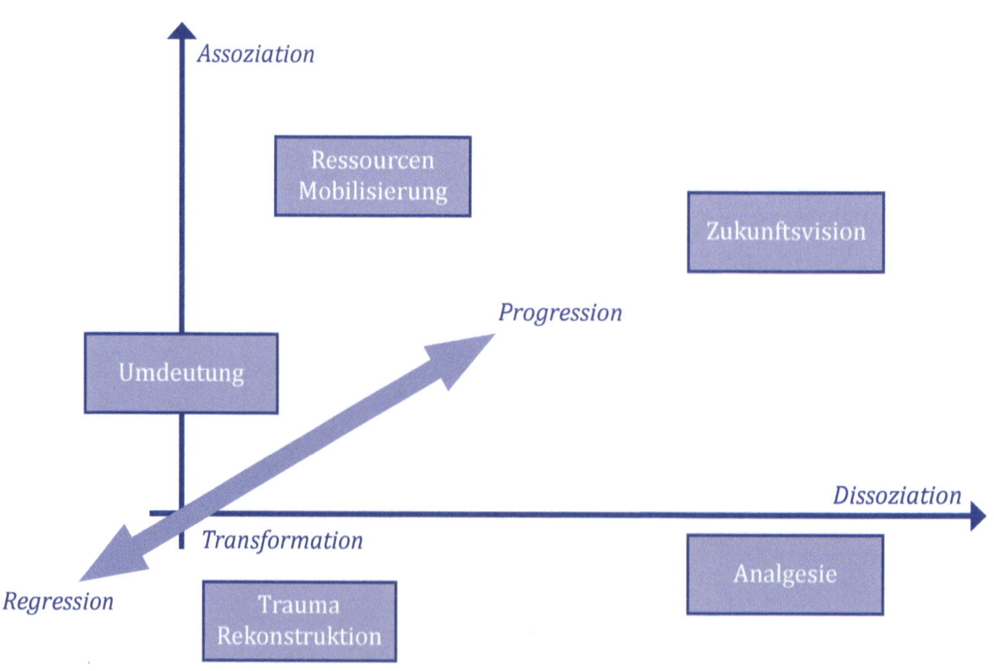

Abbildung 5: *Topografie hypnotherapeutischer Interventionen*

Der Patient berichtet später, dass ihm ein besonderer Moment in seinem Leben gefehlt habe. Der Satz „Dies ist ein besonderer Moment“, den er zu Beginn der Sitzung gehört hatte, habe Freude- oder Trauertränen ausgelöst, was genau wüsste er nicht. Über die Hypnose wolle er nicht viel sagen, es sei eben ein magischer Moment. Sie habe viel Ruhe bewirkt und so viel Last von seinen Schultern genommen, dass dieser Tag der schönste seit Langem gewesen sei (zum Ablauf der Prüfung selbst s. Kap. 2.6).

Progression

In dem nachfolgenden Induktionsbeispiel geht es um eine progressive Bearbeitung; es stammt aus der Behandlung einer 65-jährigen übergewichtigen Patientin, der als Kleinkind eingeredet wurde, sie müsse tüchtig essen, damit sie überlebe. Dieser Aspekt wurde bereits regressiv bearbeitet und wird durch eine Zukunftsvision ihres Körperbildes ergänzt. Es wird die Wahrnehmung zunächst auf den Körper gelenkt, dann auf den Aspekt der Freiheit als innerer Raum. Die Zukunftsvision wird in Form eines Spiegels eingeführt, der sich in diesem Raum befindet. Dort gibt es auch Platz für das Gefühl der Selbstliebe. Dann wird anhand der Raupenmetapher (s. Anhang) beschrieben, wie die Metamorphose in eine andere äußere Form von innen her bestimmt zum richtigen Zeitpunkt eintreten kann. Abschließend werden eine Reihe hypnotischer Suggestionen formuliert, die das Essverhalten betreffen.

Abnehmen im Spiegel

Einleitung

Nehmen Sie sich einen Moment der Ruhe, an einem Ort, an dem Sie ungestört sind. Und beginnen Sie damit, eine bequeme Position einzunehmen, sodass Sie die Ruhe spüren können. Und Sie können damit beginnen, das Atmen zu registrieren, und sich vorstellen, bei jedem Ausatmen etwas abzugeben, was Sie im Moment nicht brauchen, Gedanken, Gefühle, lästige Dinge, und sich ganz auf sich selber einlassen.

Körperbewusstsein (Bodyscan)

Sie können als Nächstes Ihren Körper durchgehen, innerlich, indem Sie die Empfindungen in den Zehen betrachten. Sie müssen nichts verändern. Den großen Zeh des linken Fußes wahrnehmen, den großen Zeh des rechten Fußes, den kleinen Zeh links und rechts und die Zehen dazwischen. Und dann die Fußsohle und die Fersen. Die Waden und die Knie. Sie können alles wahrnehmen und sagen: Das ist so. Hier fühlt es sich kühl an. Dort ist ein bisschen Druck. Hier ist ein Schmerz, da eine Steifheit im Oberschenkel. Und Ihr Gewicht im Stuhl oder auf der Unterlage. Die Art, wie Ihr Rücken sich anlehnt oder aufliegt. Die Hände, die Berührung des Stoffes und Ihr Atem. Sie können spüren, wie das Licht durch die geschlossenen Lider dringt, und bei jedem Ausatmen können Sie weiter und tiefer in einen angenehmen Zustand von Innenwendung gehen.

Innerer Freiraum

Und stellen Sie sich vor, dass Sie beim Ausatmen Dinge abgeben, die Sie nicht brauchen, und beim Einatmen spüren Sie diesen inneren Raum in Ihrer Brust, den niemand betreten kann außer Sie selbst. Dieser innere Raum ist wie ein Freiraum. Stellen Sie sich vor, es wäre ein Zimmer mit Fenstern zum Lüften, in das Sie sich zurückziehen können. Niemand kann dort hinein, Sie können sich einrichten. Vielleicht gibt es eine Farbe an den Wänden, die Ihnen gefällt, oder Erker, Nischen. Von woher kommt das Licht?

Spiegel

Dort können Sie ganz Sie selbst sein. Und in diesem Raum finden Sie einen Spiegel, in dem Sie sich sehen mit Ihrem Traumgewicht, Ihre Traumfigur. Sie können die Veränderung sehen, die Bereiche, wo sie abgenommen hat, die Kleider, die sie anhat. Und die Art, wie sie sich bewegt. Und Sie können in diesem Spiegel sehen, wie die Anderen Sie anschauen, den Ausdruck der Betrachter. Sie können den Stolz spüren, dass Sie es geschafft haben. Frei zu sein, so zu essen, dass Sie schlank sind. Und Sie können in diesem Freiraum, diesem inneren Raum frei und leicht sein, können, ohne dass es jemand weiß, in diesen Spiegel hineintreten und mit der Person im Spiegel wieder eins werden und sich vorstellen, wie das ist, so zu gehen, sich so zu bewegen, so gesehen zu werden, diese Kleider zu tragen. Und Sie können jederzeit wieder in diesen inneren Freiraum zurückkommen und vor den Spiegel treten, um Ihr kleines Experiment zu machen, in den Spiegel zu schauen und dann so zu werden – jedes Mal ein bisschen mehr.

Ort der Selbstliebe

Dort ist auch Ihr Platz der Selbstliebe – dieser besondere Platz, an dem es Ihnen gut geht. Wenn Sie dort Platz nehmen, ist alles Liebe und Sie spüren, wie Sie sich selbst lieben können. Dabei verfallen Sie in einen kurzen Schlaf und haben einen Traum.

Raupenmetapher (s. Anhang)

Posthypnotische Suggestion
Sie haben es geschafft und sagen sich: Ich esse nur noch, wenn ich Hunger habe, und der erste Bissen schmeckt am besten. Die Wiederholung langweilt mich. Ich sorge für Abwechslung. Abwechslung macht glücklich. Und ich esse nur noch bis 19 Uhr, gesunde, wohlschmeckende Nahrung. Süßigkeiten und Knabbereien sind ganz gleichgültig. Ich bin stolz auf mich. Schlanksein ist schön. Und ich bin stolz auf die Freiheit von alten Hüllen und auf meine Kraft. Ich bewege mich und nehme regelmäßig ab.

Gelegentlich gehe ich in mein inneres Zimmer und betrachte mich im Spiegel. Und bin stolz auf mich und gehe in meine Traumfigur und bewege mich und genieße das, was jetzt schon oder bald der Fall ist, und niemand weiß, was ich in meinem inneren Raum für mich getan habe. Ich schaue auf meinen Tagesplan und meinen Wochenplan, wo Bewegung steht, ob ich schwimme oder spazieren gehe oder etwas anderes mache. Es lohnt sich. Und ich esse nur, wenn ich Hunger habe, und ich esse nur wohlschmeckende, gesunde Dinge. Süßigkeiten und Knabbereien sind ganz gleichgültig. Ich esse nur vor 19 Uhr.

Nehmen Sie sich einen Moment Zeit, um die Ruhe zu spüren und zu erinnern und jederzeit zu Ihrem Spiegelbild zurückzukehren, hineinzuschlüpfen und ganz bei sich selbst zu sein. *(Reorientierung)*

5.3.2 Dissoziation und Assoziation

Dissoziation

In der folgenden Induktion geht es um die Nutzung der hypnotischen Dissoziation zur Bewältigung von Schmerzen bei einer 40-jährigen terminalen Krebspatientin. Sie hat aufgrund eines raumfordernden Prozesses Schmerzen im unteren Rumpfbereich. Die Patientin ist eine spirituelle, sportliche und energetische, auf Autonomie bedachte Person, die früher gern Kajak fuhr und regelmäßig meditiert. Auf beides wird Bezug genommen. *Eingestreute* Analgesie-Suggestionen wurden etwas anders betont (kursiv gedruckt). Das ihr vertraute Wasser wird hier als Analgetikum, der Bach als Bild für den Lebensweg angeboten. Mehrere Metaphern (s. Anhang) sollen den konnotativen Raum erweitern und darin Suchprozesse und Umdeutungen erleichtern:

- Die Metapher der *Drei Türen* zielt darauf ab, das Schwarz-Weiß-Denken überwinden zu helfen und/oder die Vorstellung eines (spirituellen) Raumes anzuregen.

- Die Metapher der *Welle* beschreibt einen Ablösungsprozess.
- Die Metapher *Dampfkochtopf* beschreibt, wie Dinge bei viel Energie schneller als gewöhnlich reifen können und
- die Metapher vom *Unwetter* begleitet die Patientin durch schwere Zeiten.
- Die *Lichtmetapher* nimmt die pharmazeutische Idee auf, dass Photonen (z. B. in Molekülen, die im Leinöl enthalten sind) auf Zellen heilend einwirken.

Krebsschmerz

Einleitung

Nehmen Sie eine bequeme Haltung ein im Liegen oder wenn Sie irgendwo sitzen. Sie können damit beginnen, dass Sie Ihre Atmung beachten, vielleicht so, wie Sie es gewohnt sind, oder indem Sie die Atemluft, wie sie an den Nasenwänden vorbeistreicht, unterschiedlich beim Ein- und Ausatmen wahrnehmen: die *Kühle* beim Einatmen der Luft spüren und beim Ausatmen können Sie alles loslassen, was Sie in diesem Moment nicht brauchen, und beim nächsten Einatmen die *Kühle* der Luft spüren, wie sie an den Nasenwänden innen vorbeistreicht. Sie können die Geräusche weit draußen wahrnehmen, die Ihnen vertraut sind; Stimmen und die Stille im Raum und indem Sie beim Ausatmen länger verweilen, können Sie auch die Stille in sich spüren, *den namenlosen Moment* bis zum nächsten *kühlen* Einatmen. Vielleicht ist er eine Sekunde lang oder drei oder er hat keine Zeit und gleichzeitig können Sie tiefer einsinken in die Unterlage, so wie Sie liegen oder sitzen. Mit jedem Ausatmen können Sie mehr von der Oberflächenspannung abgeben, um tiefer einzusinken in einen Zustand vollkommener Entspannung; einsinken, als würde Ihr Körper schlafen: einen *heilsamen*, beruhigenden Schlaf für sich beanspruchen und Ihr Geist kann ganz wach sein und wandern wie im Traum. Sie können sich vorstellen, dass Sie Stufen gehen, weiter, tiefer, mit jedem Schritt versinken und weiter und tiefer entspannt wie in einem wohltuenden Schlaf.

Helferwesen (komplementär zur ausgeprägten Autonomie)

Sie können sich vorstellen, es kommt ein guter Geist – vielleicht ist es ein Mann oder eine Frau, ein Wesen, das genau weiß, was Sie brauchen; vielleicht können Sie es innerlich sehen, schon jetzt. Und dieses Wesen *nimmt Sie an der Hand* und führt Sie ...

Schmerzreduzierende Kältesuggestion

... an einen Fluss. Und an dem Fluss liegt dieses Kajak und Sie steigen ein, Sie halten Ihre Hand in das *kühle* Wasser und Sie spüren diese *Kühle*, diese tiefe *Kühle*, die

Ihre Hand fast *unempfindlich* macht, und wenn Sie die Hand wieder herausnehmen, können Sie sie auf Ihr Bein legen, an Ihre Hüfte legen, an Ihr Kreuz legen und die *Kühle strahlt aus.* Sie können sich sogar vorstellen, dass Sie dieses *kühle* Flusswasser betreten; langsam mit den Füßen, das Wasser um die Knöchel; dann steigt es zu den Waden, dann über die Knie und alles unterhalb der Wasseroberfläche wird ganz *kühl, kühl, taub und empfindungslos.* Sie können es steigen lassen bis über die Oberschenkel, bis über den Bauch und alles unterhalb ist ganz *unempfindlich,* wenn Sie etwas unter dem Wasser berühren, dann spüren Sie es vielleicht *dumpf* oder *gar nicht* mehr, und Sie können diesen Augenblick genießen, ein Teil des fließenden kühlen Wassers zu sein unterhalb der Linie, bis wohin Ihnen das Wasser reicht. Das macht Sie ganz frei. Und während Sie diese *Kühle* genießen, die Ihren Körper ganz *taub* macht, ganz *unempfindlich* bis zu der Linie, zu der das Wasser reicht, die Sie selber bestimmen können, erzählt dieses Wesen Ihnen eine Geschichte ... Metapher*: Die drei Türen* (s. Anhang).

Unwetter und Hoffnung/Heilendes Licht

Inzwischen sind Sie in das Kajak gestiegen und haben das Paddel in der Hand und machen diese charakteristischen Bewegungen mit beiden Armen. Sie spüren die Balance und dieses bestimmte Gefühl, das Paddel abwechselnd einzutauchen, um die Richtung beizubehalten. Am Ufer gibt es viel zu sehen; es zieht vorbei, Sie müssen nichts Bestimmtes tun und in der Ferne sehen Sie die weite Ebene – nach einer Weile aber sind Sie in der Stille. Ihr Begleiter ist bei Ihnen und erzählt die Geschichte von einem, der sich von der Welle tragen ließ.

Metapher des Gefangenen auf einer Insel und darin die Metapher Dampfkochtopf (s. Anhang)

Und als der Gefangene an einen fremden Strand kam, nahm er sich vor, Gott zu danken. Er stieg auf einen Berg, um ihm näher zu sein. Unterwegs überraschte ihn ein Unwetter; der Himmel verdunkelte sich, es fing an zu stürmen und zu regnen, und er fand eine Schutzhütte. Dort wartete er ab, bis der Sturm sich gelegt und die Schaumkronen auf dem See sich geglättet hatten; der Himmel begann heller zu werden und zwischen den Wolken blau durchzuscheinen. Er trat vor die Hütte in die Sonne und ließ das Licht auf sich scheinen und spürte, wie sich sein ganzer Körper mit Licht füllte, wohltuendem Licht, das die Füße und die Beine und den ganzen Rumpf ausleuchtete in jedem Winkel, keinen Schatten ließ und wo das Licht hinkam, verschwand alle Trauer, und wo das Licht hinkam, tat es gut; so erzählte das Wesen dem Mädchen im Kajak ...

Posthypnotische Suggestion

Jederzeit können Sie die Hand ins Wasser halten und das *kühle* Bergwasser spüren, wie es die Hand *empfindungslos* macht und diese Empfindungslosigkeit überall ausstrahlt, wo Sie die Hand hinlegen. *(Reorientierung)*

Die Patientin hat die CD täglich mehrfach gehört und deutliche Erleichterung von den Schmerzen berichtet. Wie aus dem Beispiel deutlich wird, ist es in vielen Fällen sinnvoll, Dissoziation (Kälte) mit assoziativen und regressiven (Kajakfahren), aber auch mit progressiven Aspekten (Unwetter, Licht, Hoffnung) zu verbinden.

Assoziation

Bei den assoziativen Interventionen geht es um eine Erweiterung des gegenwärtig durch Angst, Depression oder anderweitig eingeengten Lebensgefühls. Darauf wurde in verschiedenen Beispielen Bezug genommen, etwa in dem Fall *Krebsschmerz* durch die Erinnerung ans Kajakfahren, in dem Fall *Orangenallergie* (Kap. 2.5) mit der Erinnerung an die präallergische Situation. Formal lässt sich das wie eine Desensibilisierung verstehen oder wie die Reaktivierung einer affektmotorischen oder immunologischen Matrix (s. Schnurre, 2015).

Um eine Assoziation anzuleiten, wird zunächst die Situation visualisiert, in der das Problem auftritt, und die zugehörige Befindlichkeit wird mit einem durch mehrfache Wiederholung konditionierten Signal abrufbar gemacht:

- *taktil als* Berührung, z. B. am Handgelenk
- *auditiv* als Stimme von vorn
- *visuell,* indem die Szene im Daumennagel als Bildschirm gesehen wird.

Dann wird in einer Altersregression eine Affektbrücke hergestellt, indem man den Patienten ausgehend von der emotionalen Problembefindlichkeit anhand von Altersangaben und biografischen Eckdaten durch sein Leben gehen lässt und um ein Fingersignal bittet, wenn beliebige Situationen auftauchen, die man mit kurzen Fragen exploriert und notiert: *Wie alt? Was sehen Sie? Was tun Sie? Was empfinden Sie?*

Dabei kann man den Patienten ab dem Alter zehn Jahre und jünger eventuell in der zweiten Person Singular („du") anreden, um die Regression zu fördern. Man kann so weit zurückgehen, bis keine Bilder mehr kommen; vor dem Alter von drei oder vier Jahren gibt es meist keine autobiografischen Erinnerungen. Trotz des belasteten Ausgangsaffektes werden im Allgemeinen nicht nur negative Vorkommnisse erinnert. Die mögen am Anfang überwiegen, später erscheinen meist auch positive Erfahrungen, die als Ressource brauchbar sind.

So erinnerte eine Patientin mit Prüfungsangst erst einen Blackout beim Abitur, dann eine Geburtstagsparty und später eine Reise in die Antarktis, wo sie von der Ruhe der dort herumliegenden Seelöwen beeindruckt war, die sie als Ressource mit in die Prüfung nehmen konnte.

Nachdem eine oder mehrere Erinnerungen gefunden waren, die sich als Ressource eignen, werden diese Situation(en) visualisiert und durch ein zweites Signal abrufbar gemacht:

- *taktil* als Berührung, z. B. an der Schulter
- *auditiv* als Stimme mehr von hinten
- *visuell,* indem die Szene im anderen Daumennagel als Bildschirm gesehen wird.

Anschließend werden Ressourcen und Problem gleichzeitig durch die beiden Auslöser aktiviert: beide Berührungsreize, Stimme zwischen hinten und vorn wechseln, die Daumenkinos schieben sich zusammen. Und es wird suggeriert, dass von der Ressource etwas in die Problemsituation übernommen werden kann: ein Objekt (eine Puppe, mit der das Kind gespielt hat), ein Satz („Das hätte ich nicht gedacht") und das damit verbundene Gefühl (Stolz, Freiheit, Geborgenheit usw.), was dadurch reassoziiert wird.[22]

5.3.3 Symptom- und Konfliktorientierung

Neben der Topografie der hypnotischen Intervention in der Vergangenheit, Zukunft oder Jetztzeit sowie dem dissoziativen und dem assoziativen Raum lassen sich verschiedene Vorgehensweisen der Hypnotherapie unterscheiden, die man als Operationsmodus bezeichnen kann. Auf die *unspezifische Nutzung,* die umstellungsorientiert ist (z. B. Entspannung, trophotroper Zustand), wurde hier nicht näher eingegangen, da sie sich mit nichthypnotischen Methoden deckt. Dabei geht

[22] Das Verfahren ist auch als Kollabieren von Ankern (Auslösern) bekannt.

es um eine salutogene Regulation des autonomen Nervensystems, der Hormone und des Immunsystems, des Muskeltonus und der Herzrate u. a., die durch Entspannung, Meditation, Autogenes Training und Hypnose gleichermaßen erreicht werden.

Beispiele *spezifischer Nutzung* der Trance zur Behebung eines bestimmen Problems (Angst, Übergewicht, Schmerz) wurden in den vorangehenden Abschnitten dargestellt. Die Vorgehensweisen, der Weg und das Ziel der Behandlung waren explizit beschreibbar. Fälle, in denen für das Thema weder eine Lösung noch ein direkter, gewissermaßen manualisierbarer Weg erkennbar ist, wie z. B. bei Entscheidungsproblemen, werden im Kapitel 5.3.4 erörtert.

Ein Problem kann entweder auf der *Symptomebene* behandelt werden oder es wird dahinterliegend ein *Konflikt* vermutet, der das Symptom verursacht wie bei manchen psychosomatischen Beschwerden.

Symptomorientierte Hypnose

Die folgende Induktion befasst sich mit einer typischen symptomorientierten, explizit spezifischen Vorgehensweise, nämlich der Heilung einer Wunde. Sie ist in der zweiten Person Singular formuliert, um damit ein intimes Verhältnis des Patienten zum eigenen Körper nahezulegen. Nach einer Einleitung über die Atmung erfolgt eine Fokussierung auf die Wahrnehmungen des eigenen Körpers einschließlich der Wunde. Dann wird in drei Bildern beschrieben, wie die Wunde abheilt: ein Riss in der Mauer, der verputzt wird, aufgerissene Erde, die aufgefüllt wird, und die ungefähre Physiologie der Wundheilung bei einer Hautverletzung. Anschließend wird mit einer Erinnerung an das Märchen *Einer, der auszog, das Fürchten zu lernen*, ein möglicher Konflikt sehr vage angesprochen. Es wird nämlich eine Assoziation zu dem mit der Verletzung verbundenen Risikoverhalten angeboten und mit dem Bild des Burggrabens der Heilungsprozess mit der Beendigung von Aggression (gegen sich selbst oder andere) verknüpft. Abschließend wird in der Reorientierung posthypnotisch der Fortgang der Wundheilung suggeriert.

Wundheilung (symptomorientiert)

Einleitung

Du kannst deine Arme spüren und das Gefühl haben, dass sie schwer werden. Du kannst deine Beine spüren und das Gefühl haben, dass sie schwer werden. Beim Ausatmen kannst du alles abgeben, was du im Moment nicht brauchst. Bei jedem Ausatmen kannst du das Gefühl haben, weiter einzusinken in die Unterlage. Beim

Einatmen kannst du das Gefühl haben, alles aufzunehmen, was dich für die Heilung stärkt. Du kannst beginnen, deinen ganzen Körper zu spüren. Die Arme, die Beine, den Rumpf, Nacken und Kopf. Und auch deine Wunde. Mit jedem Ausatmen kannst du weiter einsinken, wie in einen tiefen, heilsamen Schlaf.

Metapher Baustelle

Dein Körper hat eine Baustelle. Eine Verletzung. Es ist wie ein Riss in der Wand und der Körper ist dabei, die Wunde zu verschließen; du kannst hingehen und die Baustelle besuchen. Die Handlanger sind damit beschäftigt, aufzuräumen; die Maurer bringen Mörtel und kleine Steine, um die Lücken zu füllen. Die Maler rühren schon die Farbe an und werden die Wand wieder mit einer schützenden Außenhaut versehen, wenn der Putz geglättet ist.

Es ist wie eine Furche in der Erde, der jetzt mit Erdbrocken gefüllt wird. Er wird mit natürlichem Boden abgedeckt, damit die Grasnarbe darüber wieder zusammenwachsen kann. Und aus der Tiefe kommt die Kraft, die alles heilt.

Stell dir vor, du machst dich ganz klein, so klein wie ein Stecknadelkopf oder ein Mohnsamen. Und durch eine Öffnung betrittst du deinen Körper und wanderst zu der Baustelle. Du spürst, wie es kribbelt von der Aktivität der weißen Blutkörperchen, wie aus dem Untergrund Granulozyten herangeschafft werden, um den Graben aufzufüllen. Von der Zentrale ist der Auftrag gekommen, dass die Heilung sofort beginnen kann. Jetzt. Die Lymphozyten sorgen dafür, dass die Baustelle sauber bleibt.

Die Fresszellen beißen alles weg, was nicht zu gebrauchen ist. Mit dem Blut kommen die pluripotenten Ersatzteile an und erhalten die Anordnung, sich in Epithelzellen zu verwandeln. Sie wuchern von den Rändern zur Mitte zu und stellen die natürliche Haut wieder her, die glatt über dem Riss zusammenwächst. Darunter wird alles überflüssige Gerümpel weggeräumt. Die Haut wächst darüber glatt zusammen und verschließt die Wunde. Und das geht auch weiter, wenn du schläfst. Ab und zu kannst du zur Baustelle gehen und nachsehen, wie weit die Arbeiten schon fortgeschritten sind.

Metapher: Risikoverhalten

Wie du weißt, gab es einen, der auszog, um das Fürchten zu lernen. Er wollte mehr spüren vom Wind, vom Wasser und von der Erde. Den Schmerz spürte er nicht, wenn er hinfiel. Die Kälte spürte er nicht, wenn er im Wasser war. Die Hitze spürte er nicht, wenn er sich verbrannte. Die Einsamkeit spürte er nicht, wenn er allein war. Aber er spürte die Fische.

Metapher: Der Krieg (gegen sich selbst) ist aus

Die Burg hat einen Graben, aber der Krieg ist aus. So kann der Graben zugeschüttet werden. Er wird angefüllt mit Erde und kann bepflanzt werden. Die Burgmauer hat Tore und es können die eintreten, die willkommen sind.

Reorientierung und posthypnotische Suggestion

Für ein paar Momente kannst du tiefer einsinken in den heilsamen Schlaf und immer, wenn du die Aktivität der Wunde spürst, musst du unweigerlich daran denken, wie die Arbeiten an der Baustelle vorangehen. Und dann zum richtigen Zeitpunkt kannst du zurückkehren in diesen Raum. Ganz erfrischt. Immer wenn du das Kribbeln spürst, wirst du daran erinnert, dass die Aufräumarbeiten weitergehen, die ganze Zeit; auch wenn du an etwas anderes denkst, sorgt dein Körper für die Heilung.

Zahlreiche Beispiele für symptomorientierte Induktionen bei medizinischen Problemen finden sich bei Achterberg (1996). Ein Beispiel einer Heilwirkung der Hypnose bei einem raumfordernden Prozess schildern Revenstorf und Weitzsäcker (2008). Zur Verwendung von Hypnose in der Palliativmedizin siehe Schulze und Revenstorf (2016).

Konfliktorientierte Hypnose

Die Vermutung eines Konflikts bei einer somatischen bzw. psychosomatischen Störung wird von Patienten leicht als psychologische Banalisierung abgelehnt, da es eine Schuldzuweisung für die Krankheit impliziert. Doch selbst das bewusste Akzeptieren einer solchen Idee hilft nichts. Würde der Therapeut mit einer derartigen Behauptung die Deutungshoheit an sich nehmen, würde dies der Grundhaltung der Hypnotherapie widersprechen. Daher kann man eine Konflikthypothese nur indirekt als assoziativen Anstoß vermitteln. Wenn man das Symptom als Lösungsversuch versteht, dann bietet es sich an, in einer dialogischen Trance das körperliche Symptom als Figur symbolisieren zu lassen, d. h. den Patienten zu bitten, z. B. eine *Schmerzgestalt* als Externalisierung vor sich entstehen zu lassen – bei Rückenschmerzen etwa als einen Kran, an dem ein Gewicht hängt. Im nächsten Schritt kann man ihn bitten, Einzelheiten der Form, der Farbe, der Größe in der Vorstellung zu verändern und dabei zu überprüfen, wie die körperliche Befindlichkeit sich ändert. Oder man kann einen Dialog mit der Symptomgestalt suggerieren (‚Täterversion'), in dem dieser ‚Ungebetene Hausgast'[23] erklärt, was er für

[23] Die Formulierung stammt von Ortwin Meiss.

den Patienten erreichen und unter welchen Bedingungen er gehen würde. Oder man kann in der ‚Opferversion' der Symptomgestalt den Patienten bitten, diese zu versorgen, was auf eine Traumabearbeitung hinausläuft.

Es lässt sich zu der Störung auch eine assoziative Erweiterung des Bedeutungsraumes in Form von Bildern anbieten, ohne den Konflikt, der damit möglicherweise angesprochen wird, explizit zu benennen. Um als Therapeut Ideen zu generieren, welche Metapher den semantischen Raum zu erweitern geeignet ist, kann man sich heuristisch eines der OPD-Konfliktmodelle bedienen.

In Tabelle 4 sind einige Beispiele von psychosomatischen Störungen mit dazu eventuell passenden Konflikten zusammengestellt. Der Versuch, die OPD-Konfliktmuster in den psychosomatischen Symptomen wiederzufinden, ist nicht immer leicht, denn häufig passt keins oder einige passen fast überall. Deswegen können sie nur als Anregung für mehrdeutige Bilder dienen. Etwa kann man in manchen Migränefällen vermuten, dass die Attacke durch Überflutung mit Anforderungen von außen zusammenhängt und der Körper durch Somatisierung[24] einen Rückzug ermöglicht. Dann wäre ein mögliches Konfliktmodell *Individuation/Abhängigkeit:* es aufgrund von Verlustangst allen recht machen zu wollen; auch das Modell *Unterwerfung/Kontrolle* und damit verbundene *Aggression* könnte ein relevantes Motiv sein, welches aber nur indirekt ausgedrückt wird mit dem Versuch, durch Leiden zu dominieren. Bilder von Mauern mit Toren als Metapher für Abgrenzung oder Bilder von Aggressionsausdruck wie die Beschreibung eines Dammbruchs oder Vulkanausbruchs können als Heuristik dienen.

5.3.4 Explizite und implizite Hypnotherapie

Bei den bisherigen Beispielen wurden explizite Interventionen erläutert, d. h. das Ziel war klar und die Vorgehensweisen explizit beschreibbar. Implizites Vorgehen bedeutet, den Weg und das Ziel der Veränderung dem inneren Prozess des Patienten zu überlassen. Dazu kann man diesen inneren Prozess anhand idiomotorischer Signale verfolgen oder mit Metaphern begleiten. Es wurden bei den Fallbeispielen oft Metaphern hinzugefügt, die ein mögliches Konfliktthema indirekt ansprechen.

[24] Somatisierung wird zwar im Allgemeinen von Psychosomatik unterschieden, als würde bei ersterer Diagnose kein organisches Substrat vorliegen. Aber die Grenzen sind fließend und verschieben sich offenbar immer mal wieder (z. B. bei Reizdarm, s. Whorwell, Prior & Colgan, 1987).

Tabelle 4: *Beispiele psychosomatischer Störungen, Aspekte ihrer Pathophysiologie, dazu passende salutogene Bilder, hypothetische Konflikte und dazu passende salutogene Metaphern*

Störung	Pathophysiologie	Physiologischer Heilungsprozess *physiologische Metapher*	Möglicher Konflikt	*Psychologische Metapher* (Heuristik)
Allergie, Asthma	Überschießende Immunreaktion nach außen, Schwellung der Schleimhaut	Verringerung der Abwehr: *Truppenabzug,* Abschwellung: *Trocknen von Sumpf/Pfütze, Wasser verdampft, In die Wüste gehen*	Unterwerfung/ Kontrolle, Aggressionsausdruck	*Siegfried im Drachenblut, Dammbruch*
Warzen, Tumor	Verminderte Immunabwehr nach innen	Aktivierung der Abwehr: *Soldaten, Putzkolonne, Raubtiere, Siegreicher Kampf, Müllabfuhr, Fremdkörper ausscheiden*	Identität, Wachstumsblockade, unbeleuchtete Schattenseiten	*Pflanzen, Bäume, Kuchenteig, der aufgeht, Begrenzen von Algenwachstum, Körper mit Licht füllen, Durch Tunnel gehen, Aufhellung nach Unwetter*
MS	Autoimmunreaktion, Mangel an: Zielgenauigkeit der Abwehr und Selbsterkennung, Gewebe-Mutante, Stress u. Trauma, Bewegungshemmung	Bewegungsabläufe, Differenzierung der Abwehr: *Scharfschützen statt Bürgerwehr*	Autonomie/ Abhängigkeit, Trennungsambivalenz, Freund-Feind- Konfusion	Überwindung, Polarisierung (alles ist gut): *Freund-Feind-Differenzierung, Wanderschaft*
Insomnie	Überaktivierung, gedankliche Fixierung	Defokalisierung, tiefer Einsinken: *Wolken, Stöckchen im Bach, Ballon mit Sorgenkorb*	Unerledigte Dinge mitschleppen	*Mühlstein, Auf einem Bein, Schlafhund u. Wachhund, Fisch, der tiefer schwimmt*

Schmerz allgemein	Nocizeption, Schmerz-gedächtnis	Abreaktionen, Analgesie: *Taubheit, Kühle*	Aufgesattelte Emotion (Groll, Trauer, Schuld)	*Loslassen, Reisaffen, Gesunden Fuß massieren*
Reizdarm	Dysregulation der Darmtätig-keit (entweder diarrhoetisch oder obstipativ)	Beruhigung der Darmbewegung: *Mäandernder Fluss*	Zurück-gehaltener Aggressions-ausdruck	*Hephaistos, Vulkanausbruch (s. Anhang)*

Dabei geht es nicht unbedingt um einen Hinweis dazu, wie ein bestimmtes Problem gelöst werden könnte, sondern um die Anregung eines Suchprozesses. Wenn in dem Migränefall das Märchen *Turandot* in die Induktion einbezogen wird, dann soll nicht mitgeteilt werden: „Seien Sie wählerisch wie die Turandot." Vielmehr wird dem Patienten eine Projektionsfläche für mehrere Motive geboten: „Die Turandot ist attraktiv, sie ist begabt, sie hat Grund, aggressiv zu sein, sie wendet sich dem zu, der es verdient hat, sie sorgt für sich, es wird ein allgemein menschliches Thema von Demütigung und Rache angesprochen usw." Der Therapeut kann nicht wissen, an welcher Stelle der Patient anknüpft. Das ist seiner Selbstregulation überlassen.

Metaphern[25]

Metaphern variieren von ziemlich klaren Hinweisen auf die angestrebte Wirkung (z. B. folgende Analgesie-Metapher: „Stellen Sie sich eine Hütte in den Bergen im Winter vor. Sie treten vor die Tür und greifen in den Schnee und formen einen Schneeball mit bloßen Händen und spüren, wie der Schnee zwischen Ihren Fingern zerschmilzt und sie kalt und unempfindlich werden") bis hin zu Bildern wie die in der Geschichte von Dädalus und Ikarus, deren Mehrdeutigkeit durch ihre Rezeption im Fall *Prüfungsvorbereitung 2* (Kap. 2.6) zum Ausdruck kommt:

Die Patientin schreibt: „Um mit Dädalus zu sprechen, die Flughöhe konnte ich mühelos anpassen. Gelernt habe ich einfach nur, bis die geplante Lernzeit vorbei war, und dann aufgehört, egal ob das Pensum geschafft war oder nicht – erstaunlicherweise ohne ein schlechtes Gewissen zu bekommen. Was das mittelfristige

[25] Im Text erwähnte Metaphern finden sich im Anhang.

Fluglevel angeht, tut sich auch etwas: Ich kann mich langsam damit anfreunden, kein drittes Kind mehr zu bekommen."

Es war nicht intendiert, dass die Patientin sich mit zwei Kindern zufriedengibt; über Kinder wurde nicht gesprochen. Die Metapher enthält u. a. mögliche Hinweise auf eine mäßige Anspruchshaltung (mittlere Flughöhe), auf Schuldentlastung (Dädalus muss sich keine Vorwürfe machen und kann nichts anderes tun, als seinen Weg fortzusetzen) und auf einen Neuanfang hoffen (Dädalus gründet eine Kolonie in einem anderen Land).

Der Begriff der Metapher ist nicht klar definiert. Man kann zahlreiche Typen unterscheiden. Zu den Metaphern – hier jeweils mit beispielhaften Bedeutungsgehalt – gehören:

- *Bilder* wie Frosch oder Vogel für Perspektivwechsel, Handschuh für Analgesie
- *Symbole* für Ressourcen wie Sonne, Baum, Vulkan, Welle, Berg und andere Naturphänomene
- *Gleichnisse wie* der Sämann (Matthäus, 13) für „Pacing": Jesus spricht zu Bauern und benutzt die Metapher des Samens für den Glauben
- *Sprichwörter* wie „Esel zwischen zwei Heuhaufen" für Dilemmata
- *Zitate* wie „Der Gerechte fällt siebenmal hin und steht wieder auf" (Sprüche, 24) als autorisierte Ermutigung
- *Rätsel* wie das von den 19 Kamelen für die Grenzen der Vernunft
- *Parabeln, Allegorien* und *Fabeln* (Wu Wei, Sonne und Nordwind) für Lebensweisheiten
- *Märchen* und *Mythen* (Hans im Glück, Dädalus und Ikarus) für komplexe allgemein menschliche Motive und Probleme
- *therapeutische Geschichten* (Steinpalme) als Hinweis auf das Veränderungspotenzial bei bestimmten pathologischen oder anderen menschlichen Themen
- *Fall-Anekdoten* wie z. B.*:*

Erickson erzählte einem Patienten, der der Weisheit seines Körpers nicht vertraute, von einem Mann mit Holzbein, der Erickson (selber am Krückstock) bat, ihn über eine Glatteisstelle auf der Straße zu führen. Erickson forderte ihn auf, sich die Augen mit dem Schal zu verbinden, wies ihn an, sich langsam zu drehen und mal nach links, mal nach rechts zu gehen. Als er ihm die Binde von den Augen nahm, war er selbstständig über die glatte Stelle gegangen gemäß der Logik der Ablenkung, denn wer ans Fallen denkt, fällt hin.

Witze, wie der von der Tochter des Wanderpredigers, haben unabhängig vom Inhalt durch die spezielle Mechanik des Humors, dass sie nämlich für einen kurzen Moment die Rationalität komplett aushebeln und ein Lachen „freisetzen", den Effekt der Labilisierung des kognitiven Systems. Das macht sie geeignet, Umstrukturierungen zu fördern – hier von der Opferrolle in die Täterrolle – wie in dem Fall, wo die Patientin (Kap. 1.6, *Prokrastination*) in Erinnerung an die besagte Geschichte die unausgesprochene Suggestion: „Ich mache mich über die Berichte her und nicht diese über mich!" empfand.

In der Rhetorik werden mit Metaphern unterschiedliche Ziele verfolgt. Sie dienen der dekorativen *Ausschmückung* eines Textes, als *Belehrung* oder dazu, etwas mit anderen Worten zu *wiederholen,* ohne langweilig zu werden. Auch dazu, um etwas *konkret* vorstellbar zu beschreiben oder um von der unmittelbaren Identifikation des Zuhörers mit der in der Metapher dargestellten Handlungsweise *abzulenken.*

Nicht zu vernachlässigen ist die suggestive Wirkung von Bildern. In einer CIA-Studie wurden Bürger nach dem Strafmaß für das Verbrechen befragt, das höher ausfiel, wenn die Metapher „Verbrechen als wildes Tier" statt „Verbrechen als Virus" verwendet wurde. In der Hypnotherapie haben Metaphern eher die Funktion der *Distanzierung,* und zwar dadurch, dass das Thema in eine andere Zeit, ins Reich der Tiere oder in die Märchenwelt versetzt wird, und die schon genannte Funktion der *Labilisierung* des kognitiven Systems (Rätsel, Witze). Metaphern verfolgen auch den Zweck, den *Rapport* zu stärken, indem der Therapeut ein passendes Bild für den Zustand des Patienten findet. Da sie den Patienten nicht unmittelbar zu etwas Bestimmtem auffordern, sind sie ein Mittel der *beiläufigen* Suggestion und der Umgehung des Widerstandes. Metaphern bieten auch die Möglichkeit, *Ichstärkung* zu suggerieren („unerschütterlich wie ein Berg"), oder der *Umdeutung* (Friedhofsmauer). Darüber hinaus bietet jedwede neutrale Geschichte, die selbst keine Metapher für irgendetwas sein muss, die Möglichkeit, beiläufig Suggestionen zur Ichstärkung, zur Analgesie und zu anderen Therapiezielen *einzustreuen* (s. Kap. 5.3.2). In der Hauptsache dienen Metaphern in der Hypnotherapie der Anregung von *Suchprozessen* durch Erweiterung des semantischen Kontextes.

Es gibt zwei linguistische Hypothesen zu Metaphern (Kurtz, 1997). Die eine behauptet, Metaphern dienen der *Substitution,* d. h., es wird eine Ausdrucksweise für einen Sachverhalt durch eine andere ersetzt. Das entspricht dem, was im Allgemeinen in der Rhetorik bezweckt werden soll. Die zweite Hypothese ist die einer *Interaktion.* Damit ist gemeint, dass der Inhalt der Metapher mit dem Inhalt des zu behandelnden Themas eine Art chemische Reaktion eingeht, bei dem etwas Neues, Drittes mit unerwarteten Eigenschaften herauskommt, die weder in der Metapher noch in dem Thema ausgesprochen wurden. Kurtz (1997, S. 20) definiert: „Eine

Metapher ist eine Affäre zwischen einem Prädikat mit Geschichte (die Metapher) und einem Objekt (dem Thema), das sich unter Protest hingibt." Wenn ein Poet z. B. sagt: *Mein Gedicht ist mein Messer*, dann scheint das zunächst widersprüchlich, regt aber dennoch unwillkürlich einen Suchprozess an, in dem allgemeine und persönliche Konnotationen zu der Metapher mit den Thema verknüpft werden.

Das würde bedeuten, dass Metaphern wie ein Katalysator einen kreativen Transformationsprozess anregen. In einem psychosomatischen Fall einer Schmerzpatientin ist der Satz „Sie können Ihren Rücken entlasten" eigentlich eher physisch gemeint, wurde aber von ihr als Metapher dafür aufgenommen, sich gegen ihren Mann durchzusetzen. Die Interaktionshypothese entspricht dem, was in der Hypnotherapie als Suchprozess angestrebt wird: eine Selbstregulation, wozu der Therapeut einen Anstoß gibt, dessen Richtung sich aber autonom entwickelt.

Konstruktion von Metaphern

Mehrere Strategien sind zur Konstruktion von Metaphern vorgeschlagen worden. Eine besteht darin, die wichtigsten Elemente eines therapeutischen Themas in Bilder zu übersetzen und dann auf der metaphorischen Ebene eine Transformation stattfinden zu lassen (*Homomorphie-Modell*). Damit soll ein mentaler Prozess angeregt werden, der dem Patienten hilft, auf der realen Problemebene ebenfalls eine Transformation geschehen zu lassen (Gordon, 1987). Um beim Beispiel der Migräne zu bleiben, kommen folgende Elemente vor: der Patient (P), die Anforderungen (A), die an ihn herangetragen werden, und die Migräne als (dysfunktionaler) Selbstschutz (S). In der Turandot-Metapher gibt es die Prinzessin (P'), die Freier mit ihren Anfragen (A') und die Mauer mit Geheimtür als Analogie für Selbstschutz (S'). In der Geschichte wird dann ein Transformationsmechanismus eingeführt, der die Blockade auflöst und eine Neuordnung ermöglicht, nämlich eine sorgfältige Auswahl des geeigneten Mannes aufgrund eines Kriteriums – dort die Liebe, die der Kandidat beweist. Die therapeutische Hypothese ist, dass der Patient auf der Problemebene dadurch zu einer analogen, aber eigenen Lösung angeregt wird.

Ein anderes Konstruktionsprinzip ist das der *Schachtelung* (Lankton & Lankton, 1989). Dabei werden mehrere Schritte der Annäherung an das Thema aneinandergereiht und ineinander verschachtelt. Folgende Schritte sind denkbar: Induktion, Pacing, Ressourcensuche, Lösungssuche. Im Falle einer Raucherentwöhnung würde zur Induktion einer Handlevitation die Metapher eines aufsteigenden Heißluftballons passen, als Pacing die Geschichte von Papillon, dem Gefangenen auf einer Insel, von der es kein Entkommen zu geben scheint. Als Ressource könnte man die Beschreibung eines Dampfkochtopfes verwenden, in dem unter hoher Energie Lebensmittel auf gesunde Weise garen. Und für die Lösungssuche käme die Geschichte von den Reisaffen in Frage, in der das Festhalten am Reis weder als dumm noch als hilflos dargestellt wird, sondern als Entscheidung, und das Festhalten am Symptom – dem Fußschmerz bzw. der Zigarette – durch das Festhalten an einer gesunden Überlebensstrategie ersetzt wird – der Massage des gesunden Fußes bzw. einer anderen Form der Entspannung als durchs Rauchen.

Die Induktions-, Pacing- und Ressourcen-Geschichten werden jeweils nur zur Hälfte erzählt und erst nach der Lösungsmetapher nacheinander abgeschlossen oder durch eine zweite Geschichte gleichen Typs ergänzt. Etwa als Gegenstück zur ersten Pacing-Geschichte hier mit dem Witz vom Herzinfarkt, der zugleich durch Verwirrung vom vorher Gesagten ablenken soll, und zum Abschluss der Induktion die Landung des Ballons als Reorientierung.

Erickson selbst hat entweder sehr detaillierte Geschichten für den Patienten im Sinne des oben genannten Homomorphie-Modells vorbereitet oder es vorgezogen, mehrere Geschichten aneinanderzureihen, sodass die Suggestionen durch die semantische *Schnittmenge* der Geschichten entstehen. Letzteres hat den Vorteil, dass an keiner Stelle eine Suggestion ausgesprochen werden muss, sondern dass sie sich durch die Interaktion der Metaphern untereinander erst im Kopf des Patienten entwickeln.

Ein Beispiel für das Schnittmengenmodell könnte bei einem Prüfungskandidaten die Kombination aus den Geschichten *Tristan und Isolde*, den *zwei Mönchen* und dem *Märchen von des Teufels goldenen Haaren* sein. Tristan und Isolde gelingt es durch Geschicklichkeit, immer wieder zusammenzukommen, und ihre Tricks werden durch ein Gottesgericht exkulpiert. Der eine der Mönche berührt zwar die Frau (ein schwieriges Thema, eine Prüfungsaufgabe), aber er lässt sie in Gegensatz zu seinem Begleiter wieder los, der sie gar nicht wirklich an sich genommen hat. Und der dritte Bruder in dem Märchen von Grimm erhält die drei Haare des Teufels durch Mut und Altruismus. Was immer der Zuhörer aus diesem Cocktail als innere Haltung mitnimmt, wird in der Art, wie es mit seinem eigenen Thema interagiert, von Fall zu Fall verschieden sein.

Anregungen zur therapeutischen Verwendung von Geschichten finden sich außer bei Lankton und Lankton (1989) und Gorden (1987) u. a. bei Mills und Crowley (1996), Peseschkian (1983) und Trenkle (2012). Ausführliche Darstellung zu diesem Thema siehe auch Revenstorf, Freund und Trenkle sowie Freund in Revenstorf und Peter (2015).

Idiomotorik

Eine andere Form impliziter Hypnotherapie besteht in der Nutzung des „stillen Wissens“ (Polanyi, 1985) in den impliziten Langzeitspeichern (s. Kap. 3.5) mit

Hilfe von unwillkürlichen Körperreaktionen (s. Kap. 4.8).[26] Erickson sah einen Vorteil der Hypnose darin, dass in diesem Zustand das implizite Wissen zugänglich wird, das propriozeptive, kinästhetische, bildhafte, emotionale und episodische Erinnerungen umfasst. Das ist auch als Intuition geläufig – was Kahneman (2008) als schnelles Denken im Gegensatz zum langsamen, expliziten Denken bezeichnet. Wir wissen oder besser ahnen, dass wir etwas vergessen haben, können aber im Moment nicht sagen, was es ist, und später wird uns klar, es war ein bestimmtes Dokument, der Hausschlüssel o. Ä. Oder es liegt uns der Name einer Person „auf der Zunge", aber wir kommen nicht drauf. In Fällen, in denen es hilfreich wäre, dieses Wissen zu aktivieren, kann man den Patienten bitten, unwillkürliche Hand-, Finger- oder andere körperliche Signale der intuitiven Zustimmung oder Ablehnung zu relevanten Inhalten zuzulassen, was in der Trance mit größerer Leichtigkeit gelingt. Dazu bedient man sich bestimmter Rituale wie der „magnetischen Hände" oder des unwillkürlichen Loslassens. Die Handlevitation selbst ist ein idiomotorisches Signal für das innere Einverständnis, einen Trancezustand zuzulassen.

Die magnetischen Hände (Rossi-Hände-Technik)

Das implizite Wissen ist bei Entscheidungsproblemen hilfreich. Dem krebskranken, 40-jährigen Mann, der in Kapitel 1.6 erwähnt wurde, hatte seine Freundin vorgeschlagen zu heiraten. Er war verblüfft über das Angebot, dass sie mit einem moribunden Mann die Ehe eingehen wollte, hatte aber auch Zweifel, ob er nicht noch eine geeignetere Frau fürs Leben finden würde, falls er wieder gesund würde. Einerseits fühlte er sich emotional bei ihr gut aufgehoben, andererseits hätte er gern eine diskussionsfreudigere Partnerin. Rational hatte er schon alles gegeneinander abgewogen und war ratlos. Was sollte man empfehlen – heiraten oder nicht? Um die Entscheidung besser zu klären, wurde dem Patienten folgende Prozedur angeboten:

Als Induktion dient die Fokussierung auf beide Hände, die mit den Handflächen gegeneinander bei angewinkelten Ellenbogen 50 cm voneinander entfernt so gehalten werden, als befände sich ein Ballon zwischen ihnen. Der Patient soll sich vorstellen, dass Menschen einen angeborenen Greifreflex haben, den man schon bei Säuglingen beobachten kann: Wenn sie etwas möchten, also dazu eine innere Zustimmung vorliegt, bewegen sich die Hände automatisch aufeinander zu, um den Gegenstand zu erfassen. Wenn die Zustimmung nicht gegeben ist, dann bleiben sie stehen oder bewegen sich sogar auseinander. Damit gäbe es bei Menschen ein vorsprachliches Signalsystem, mit dem das „tiefere Wissen", d. h. die Intuition, abgefragt werden kann. Wenn die Hände sich bei einer bestimmten Vorstellung

[26] Idiomotorik bedeutet Selbst-Bewegung bzw. automatische Bewegungsreaktion.

aufeinander zubewegen, dann wird das so interpretiert, dass das Unbewusste seine Zustimmung gibt; der Grund dafür muss nicht unmittelbar bewusst sein. Wenn die Hände sich am Schluss berühren, wird das so interpretiert, dass das Unbewusste eine Lösung gefunden hat, die auch nicht sofort bewusst sein muss.

Der Patient wird gebeten, die Augen zu schließen und sich auf die Empfindungen in den Händen zu konzentrieren, die zwischen sich einen imaginierten Ballon halten, aus dem die Luft entweicht. Das dient gleichzeitig der Tranceinduktion im Sinne einer doppelten Handlevitation und der Ausgangsstellung für eine Annäherung im Sinne einer inneren Zustimmung. Dann wird eine Serie von Fragen gestellt, um das Thema einzukreisen:

1. „Sind Sie bereit, sich mit dem Thema zu befassen? Das können Sie bewusst entscheiden und unbewusst: Bei innerer Zustimmung würden Sie eine Anziehung zwischen den Händen spüren (die vielleicht nur minimal sichtbar ist).
2. Sind Sie bereit, mit dem Thema in Trance zu gehen? Auch das können Sie bewusst und unbewusst entscheiden: Bei innerer Zustimmung würden Sie weiterhin eine Anziehung zwischen den Händen spüren.
3. Gibt es im Unbewussten Informationen dazu, wie das Problem zu lösen ist? Das können Sie bewusst nicht mehr entscheiden, aber unbewusst: Bei innerer Zustimmung würden Sie auch jetzt weiterhin die Anziehung zwischen den Händen spüren, ohne bewusst wissen zu müssen, um welche Information es sich handelt." Dann geht es nach demselben Schema weiter, indem die folgenden Fragen so lange fortgesetzt werden, wie die Hände aufeinander zugehen oder die Spannung nachlässt.
4. „Ist das Unbewusste bereit, die Information zugänglich zu machen?
5. Gibt es ein Hindernis, das erst noch ausgeräumt werden muss?
6. Sind Sie bereit, dem Hindernis nachzugehen?" Dann erfolgt eine Altersregression, ohne dass notwendigerweise sofort verbalisiert wird, was dabei auftaucht.
7. *Altersregression* „Gibt es in den letzten 5 Jahren Erfahrungen, die mit dem Hindernis (oder dem Thema) zusammenhängen? Auch wenn sie nicht bewusst sind, können Sie in den Händen spüren, dass es solche Erfahrungen gibt,
8. ... in den letzten 10 Jahren ... zwischen 30 und 40 (adaptieren an das Lebensalter) ... zwischen 20 und 30 ... zwischen 10 und 20 ... zwischen 5 und 10 ... in den ersten 5 Jahren."

Wenn die Hände zusammengegangen sind, kann die Trance beendet werden, und die aufgetauchten Bilder oder Erinnerungen werden exploriert, um zu prüfen, ob die Frage einer Klärung näher gekommen ist. Wenn die Hände in den Schoß fallen, ist die Frage so nicht lösbar.

In dem oben genannten Fall mit dem Heiratsproblem gingen die Hände nach einer weiteren Intervention zusammen: Der Patient wurde (in der Trance) gebeten, sich in der Vorstellung an einen geschützten Ort zu begeben und zu imaginieren, dort einem inneren Berater zu begegnen. Dem könne er Fragen zum Thema stellen. Nachdem ihm dieser Ort in vager Weise (auf allen Sinnesmodalitäten) beschrieben wurde, gingen die Hände des Patienten zusammen. Nach dem Bild des inneren Beraters gefragt, sagte er, wie schon erwähnt, es sei ein alter Mann mit einem Krummstab gewesen, wie ihn die Bischöfe haben. In der Diskussion dieses Petrus-Symbols konnte er sein Zaudern umbewerten. Es erleichterte ihn sichtlich, dass sein Zaudern offensichtlich nichts moralisch Verwerfliches sei. Wie die Fallvignette deutlich macht, erweitert sich in der Trance im günstigen Fall der begriffliche Kontext, sodass eine Haltungsänderung möglich wird. Man kann dieses Tranceritual variieren, um zwei konkurrierende Motive neu zu ordnen:

Eine Frau hatte z. B. den Konflikt, einerseits mehr Zeit für die Familie und andererseits mehr Zeit für die berufliche Fortbildung haben zu wollen. Bei dieser Version des Rituals kann man das eine Motiv in eine Hand und das andere in die andere Hand legen und die Frage an das Unbewusste so formulieren, ob es einen Weg gibt, wie beide Motive unter einen Hut zu bringen sind. In diesem Fall wurde der Frau mit Hilfe der Übung klar, dass es eine triviale Lösung gibt, die sie für sich annehmen konnte, nämlich sich eine Putzfrau zu leisten, weil dann genügend Zeit für beide Interessen übrig blieb.

Loslassen

In vielen Fällen besteht die Lösung des Problems im Loslassen von einer Haltung, eines Motivs, einer Beziehung, einer liebgewonnenen Gewohnheit, eines Lebensziels oder einer Verhaltensweise. Bei der *Raucherentwöhnung* geht es z. B. um das Loslassen der Zigarette. Dabei ist zunächst als vorangehender Schritt die Ambivalenz zwischen zwei konkurrierenden Motiven zu klären, nämlich einerseits dem Wunsch, etwas für die körperliche Gesundheit zu tun, und andererseits mit dem Rauchen Entspannung, Konzentration, eine Pause u. a. zu ermöglichen. Dieser Konflikt kann mit der schon beschriebenen Technik der magnetischen Hände bearbeitet werden.

Wenn dabei so etwas wie die Vision eines rauchfreien Daseins aufkommt, kann man weitergehen und untersuchen, wann und wie dieser Zustand erreicht wird.

Dazu wird eine Hand festgelegt, die für die Annehmlichkeiten des Rauchens steht (bei Rechtshändern meist die Rechte als Raucherhand), und die andere, die für die Gesundheit zuständig ist. Zunächst wird eine Handlevitation für die Gesundheitshand suggeriert, die somit demonstriert, dass sie unabhängig vom bewussten Wunsch nach der Zigarette ist. Anschließend wird eine Handlevitation für die Raucherhand suggeriert, die ebenfalls unabhängig werden soll. Nach erfolgter Levitation wird eine Zigarette zwischen die Finger der Raucherhand gesteckt mit der Suggestion, dass die Finger von allein auseinandergehen und die Zigarette fallen lassen, wenn das Unbewusste den Zeitpunkt oder die Umstände geklärt hat, an denen das möglich ist. Dazu wird der Patient gebeten, sich eine Leinwand vorzustellen, auf der ein Bild, ein Datum, ein Wort, eine Situation erscheint, die mit dem Aufhören zusammenhängt.[27] Nach Beendigung der Trance wird exploriert, welche Bilder oder Zeichen auf der Leinwand aufgetaucht sind.

Bei dieser Intervention ist es hilfreich, mögliche Einflussfaktoren mit einzubeziehen und in der Trance zu fragen, was signifikante Personen (Eltern, Geschwister, Partner) – entweder Raucher oder solche, die aufgehört haben, oder an Nikotinschäden verstorbene Verwandte – zu dem Entschluss sagen würden. Dass es sich auch bei dieser Form von Trance um einen Zustand handelt, der zu Erinnerungen besonders offen ist, wird an folgendem Fallbeispiel deutlich:

Einer 45-jährigen Patientin fiel bei dieser Übung die Zigarette nur halb herunter und blieb zwischen den Fingern hängen. Dabei entwickelte sie einen Tremor in der betreffenden Hand und sagte spontan, ihr sei gerade eingefallen, wann sie angefangen hätte zu rauchen. Das sei vor acht Jahren gewesen, als ihr Mann tödlich verunglückte. Wir fanden die Information interessant und bewegend, aber es schien keine Lösung in Sicht. Nach einer Woche rief sie an, sie hätte noch längere Zeit ein taubes Gefühl in der Hand gehabt und würde jetzt mit der linken Hand rauchen. Allerdings nur sechs statt wie sonst 20 Zigaretten am Tag. Anknüpfend an die Erinnerung wurde ihr empfohlen, noch eine Zeitlang sechs Zigaretten mit der linken Hand zu rauchen und dabei das Foto ihres verstorbenen Mannes anzuschauen. Es war klargeworden, dass das unter dem Stress der damaligen schrecklichen Umstände begonnene Rauchen sie unbewusst mit dem abrupt aus ihrem Leben verschwundenen Mann verband, was sie mit sechs Zigaretten als Trauerritual abschließen konnte.

[27] Diese Idee stammt von Wilhelm Gerl.

Man kann diese Intervention auf andere Fälle anwenden, in denen etwas losgelassen werden soll wie z. B. Eifersucht, ein Karriereziel, ein Kinderwunsch u. a. Dabei kann man so vorgehen, dass man das, was loszulassen ist, auf einen Zettel schreibt und zwischen Daumen und Zeigefinger der levitierten Hand halten lässt und dann wie oben beschrieben vorgeht.

Im Kapitel 2.2 wurde eine Patientin erwähnt, die auf das Blatt „Naschen in Stress-Situationen" schrieb. Außerdem wurden ihr u. a. die Metapher vom *Haus der Steine* erzählt. Sie erinnerte sich an die Türen, wo sie Steine ablegen konnte, und sie wisse noch, dass sie die Steine teilweise am liebsten in die Zimmer geworfen hätte, und glaubte, dass sie an dieser Stelle das Blatt losließ, das sie zwischen den Fingern hielt. Sie berichtete, dass sie kein Verlangen mehr hatte, bei Stress Süßigkeiten in sich hineinzustopfen.

5.4 Hypnose, Entspannung, Meditation

Diese Zustände unterscheiden sich zumindest theoretisch zum Teil deutlich. Inhaltlich unterscheidet sich Hypnose von den beiden anderen Zuständen, indem nicht ausschließlich die Gegenwart, sondern auch zukünftige und vergangene Erfahrungen betrachtet werden. Zwar bewirkt Hypnose häufig körperliche und mentale Entspannung wie andere Entspannungsverfahren auch. Hypnotische Trance teilt auch mit verschiedenen Meditationsformen die Absorption in eine Vorstellung und die nicht-wertende Betrachtung von Fakten und Ideen; ebenso teilt sie eine gewisse Durchlässigkeit zu Erinnerungen und Bildern sowie generell eine Art Lockerung der Kontrolle gegenüber mentalen Inhalten (s. Abb. 2). Das, was Hypnose von Entspannung, Achtsamkeit und Meditation unterscheidet, ist die Möglichkeit zur *Dissoziation* (Abspaltung), was z. B. für die Schmerzbewältigung von Bedeutung ist. Abspaltung ist etwas, was in der meditations-basierten Achtsamkeit unter allen Umständen vermieden wird. Vielmehr spielt in der Achtsamkeit das Konzept der *Disidentifikation* eine Rolle, was bedeutet, dass man sein Befinden und seine Wahrnehmungen aus der Warte des nichtbetroffenen Beobachters (inneren Zeugen) registriert, der zu allem sagt: „Das ist so." Eine zumindest graduelle Ähnlichkeit zwischen den beiden Konzepten Dissoziation und Disidentifikation ist nicht von der Hand zu weisen, nur dass Dissoziation viel radikaler im Sinne des Wegdriftens ist.

Ein zweites spezifisches Merkmal der Hypnose ist der Rückgriff auf die *Unwillkürlichkeit* als kreativer körperlicher und mentaler Modus. Das betrifft insbesondere Suchprozesse nach Ressourcen, Umdeutungen und Rezeption von Metaphern, die anstatt der willkürlich bewussten Bearbeitung der Intuition überlassen werden, d. h. dem, was Kahneman (2008) schnelles Denken nennt, im Gegensatz zur rationalen Analyse, dem langsamen Denken. Schließlich strebt die Hypnotherapie in vielen Fällen die *Regression* in eine kindliche Lernhaltung des Patienten mit entsprechender Übertragung an, um die Entlassung aus dem vernunftgesteuerten Alltagsbewusstsein zu erleichtern.

Was also Hypnotherapie insbesondere von achtsamkeitsbasierten Methoden wie die Hakomi-Körperpsychotherapie, MBSR und MBCT[28] unterscheidet, ist, dass sie Veränderung als Ziel hat und die Orientierung auch auf Vergangenheit oder Zukunft richtet, während die Achtsamkeit anstrebt, die Dinge „so zu sehen, wie sie sind" und den Fokus auf die Gegenwärtigkeit gerichtet hat. Achtsamkeit strebt außerdem die beobachtende Haltung und eine Disidentifikation mit dem psychischen Zustand an, während Hypnotherapie die Fähigkeit zur Abspaltung (Dissoziation) nutzt und die Identifikation mit Erfahrungen, die als Ressource hilfreich sein können (positive emotionale Zustände). Sie fördert außerdem die Regression des Patienten in eine kindliche Lernhaltung mit dem Nebeneffekt der Übertragung elterlicher Beziehungsmuster auf den Therapeuten, die in manchen Fällen auch konflikthafte Komponenten enthalten können, die dann zunächst bearbeitet werden müssen. Weiterhin zielt Hypnotherapie auf Unwillkürlichkeit sowohl auf der somatischen wie auf der mentalen Ebene ab, d. h. intuitive Reaktionen, die auf impliziter Verarbeitung ohne unmittelbare Bewusstwerdung basieren. Achtsamkeit dagegen fördert Bewusstwerdung und eine willentlich gesteuerte Entwicklung der Person.

[28] MBSR = mindfulness based stress reduction, MBCT = mindfulness based cognitive therapy.

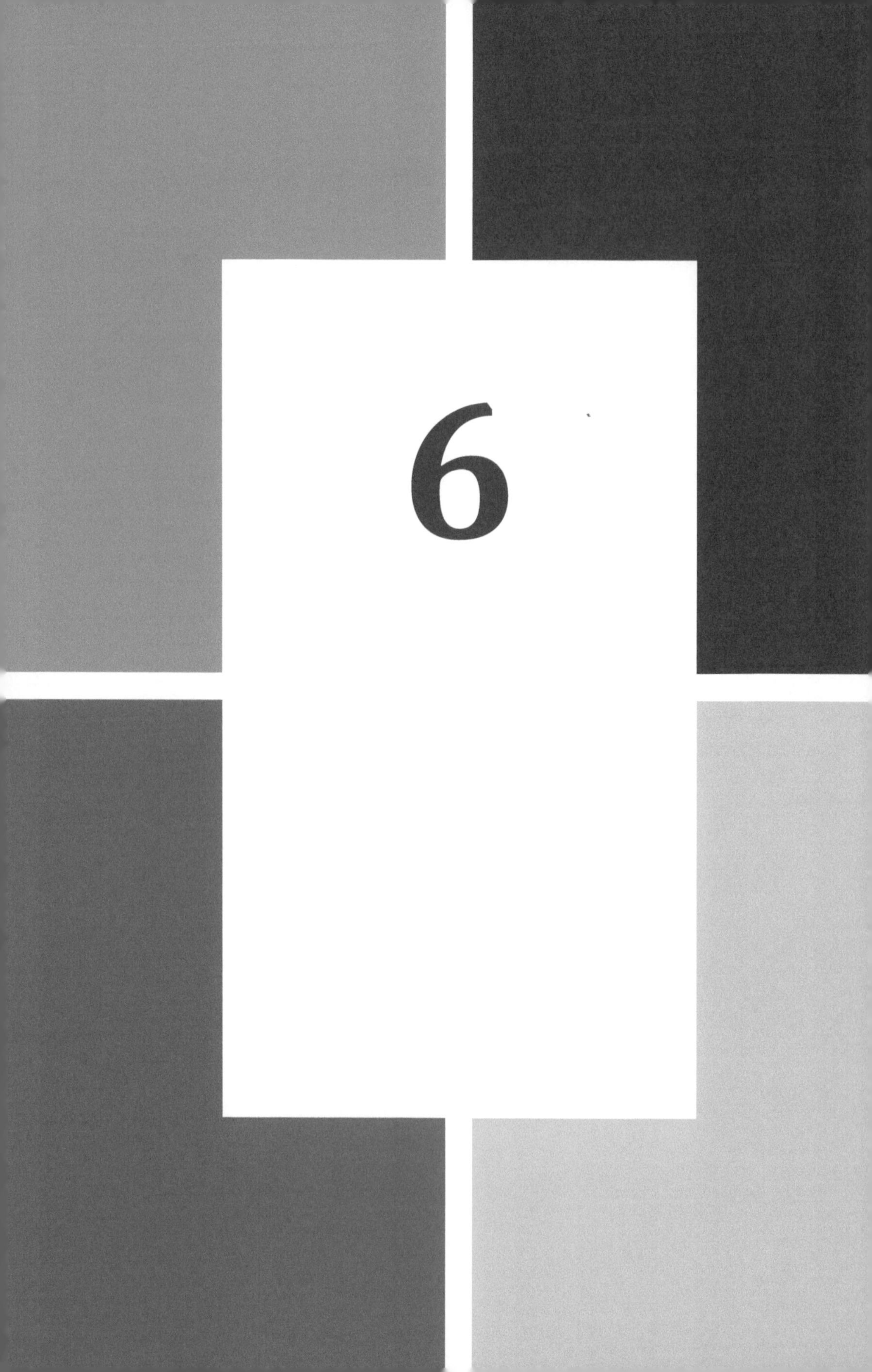
6

Wirksamkeitsstudien

Die umfangreiche Metaanalyse von Flammer (2011) erfasst für den Zeitraum von 1887 bis 2009 alle klinischen Studien zur Wirksamkeit von Hypnosetherapie.[29] Es wurden 188 kontrollierte Studien mit 10 150 Patienten in diese Metaanalyse einbezogen. In 91 Studien (48 %) mit 5473 Patienten wurde Hypnose zur Unterstützung einer medizinischen Behandlung eingesetzt; zu psychosomatischen Beschwerden waren es 68 Studien (36 %) mit 2835 Patienten und zu Ängsten 14 Studien (7 %) mit 589 Patienten. 16 Studien befassten sich mit weiteren Störungen (s. u.).

Es lagen mit je etwa 5000 Patienten 103 Studien mit Prä-Post-Vergleichen und 112 Studien mit Kontrollgruppen-Vergleichen vor, bei denen die Hälfte der Patienten mit Hypnose behandelt wurden. Kontrollgruppen erhielten entweder eine andere psychotherapeutische bzw. medikamentöse Behandlung, Entspannungsverfahren oder Biofeedback. In anderen Fällen drehte es sich um eine unbehandelte Kontrollgruppe (Warteliste) bzw. eine, die eine medizinisch indizierte Standardbehandlung erhielt (TAU[30]). Die durchschnittliche Katamnesedauer lag bei 8 Wochen (Minimum: 0, Maximum: 104 Wochen).

Die Therapiedauer schwankte zwischen 1 und 60 Stunden in einer linksschiefen Verteilung mit durchschnittlich 5 Sitzungen. Zunächst fällt auf, wie häufig Hypnose zur Begleitung von medizinischen Eingriffen genutzt wird: OP-Vorbereitung, Bypass-OP-Nachsorge, Krebsbehandlung, Zahnbehandlung, Brandverletzungen, Geburtsvorbereitung u. a. (s. auch Tefikow et al., 2013), nämlich in etwa der Hälfte der Studien. Als Nächstes folgten psychosomatische Beschwerden: chronische Schmerzen, Allergien, Reizdarm u. a., danach Angststörungen inklusive posttraumatischer Belastung. Hinzu kamen drei Studien zum Rauchen, zwei zur Depression und eine zur Essproblematik. Der Trend einer Zunahme an medizinischen Anwendungen der Hypnose setzt sich fort, wie aus den jährlichen Berichten von Hagl (2013)[31] hervorgeht.

Als Erstes lässt sich feststellen, dass mit Hypnotherapie in kurzer Zeit von im Mittel fünf Sitzungen eine recht hohe Effektstärke erreicht werden kann, nämlich im Durchschnitt beim Prä-Post-Vergleich d = 0,95 (Abb. 7) und beim Kontrollgruppen-Vergleich d = 0,76 (Abb. 8).[32] Die Kürze der Behandlungsdauer hängt mit der

---

[29] Diese Untersuchung hat Erich Flammer im Rahmen eines Forschungsprojektes im Auftrag der Milton Erickson Gesellschaft und der Deutschen Gesellschaft für Hypnose durchgeführt.

[30] TAU = Therapy as usual

[31] Es erscheinen jährlich Updates hierzu in der Zeitschrift für Hypnose und Hypnotherapie.

[32] Als niedrig gelten Effektstärken von d = 0,5 bis = 0,8; als hoch von d =0,8 bis größer.

relativ großen Anzahl medizinischer Untersuchungen zusammen, die naturgemäß kürzer angelegt sein können als Psychotherapie. Sodann fällt auf, dass die Therapieeffekte mit der Länge der Katamnese im Allgemeinen nicht abnehmen, in manchen Fällen sogar zunehmen, als ob die Therapie nachträglich weiterwirkt (Abb. 6). Dabei sinkt der Effekt im Kontrollgruppen-Vergleich zunächst ab und steigt über das Ausgangsniveau wieder an und erreicht die Effektstärke der Prä-Post-Vergleiche.[33] Eine Zunahme der Effektgröße mit längerer Katamnese findet sich u. a. bei Angststörungen und bei der Raucherentwöhnung (s. Abb. 7 und 8).

Nicht selten wird Hypnotherapie adjuvant meist mit Verhaltenstherapie, kognitiver Therapie, Psychoedukation und Entspannung kombiniert eingesetzt. Dazu fand Flammer (2011) 31 Studien zu Übergewicht, medizinischer Indikation (OP-Stress und Schmerz), Psychosomatik, Angst und Depression. Die neuere Metaana-

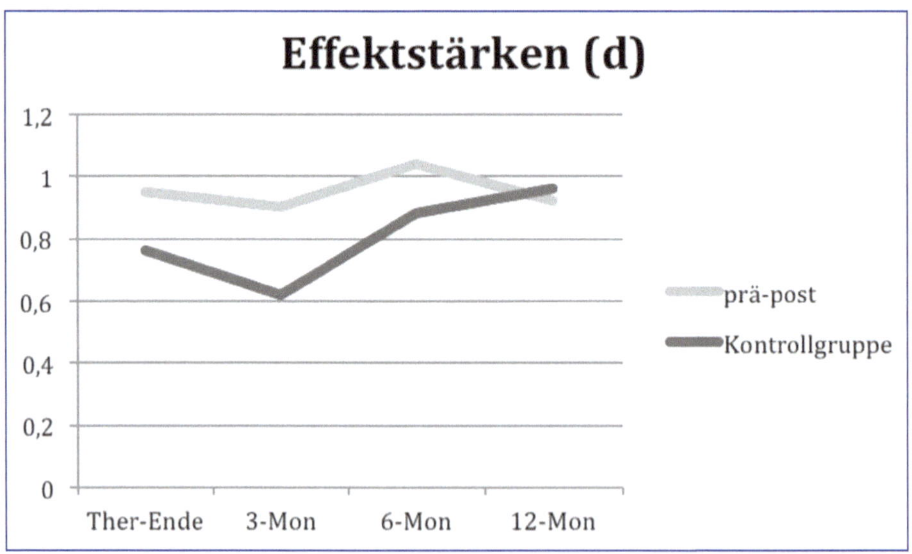

Abbildung 6: *Stabilität des Therapie-Erfolges. Prä-Post-Vergleich (hell) und Kontrollgruppen (dunkel). Katamnese: Effektstärken am Therapieende, nach 3, 6 und 12 Monaten.*

[33] Dies ist darauf zurückzuführen, dass die Pseudo-Behandlung der Kontrollgruppe nicht nachhaltig ist und daher ihre Wirkung nachlässt, sodass die Experimentalgruppe mit der „echten" Behandlung im Vergleich zunehmend besser abschneidet, insofern sie nachhaltig wirkt.

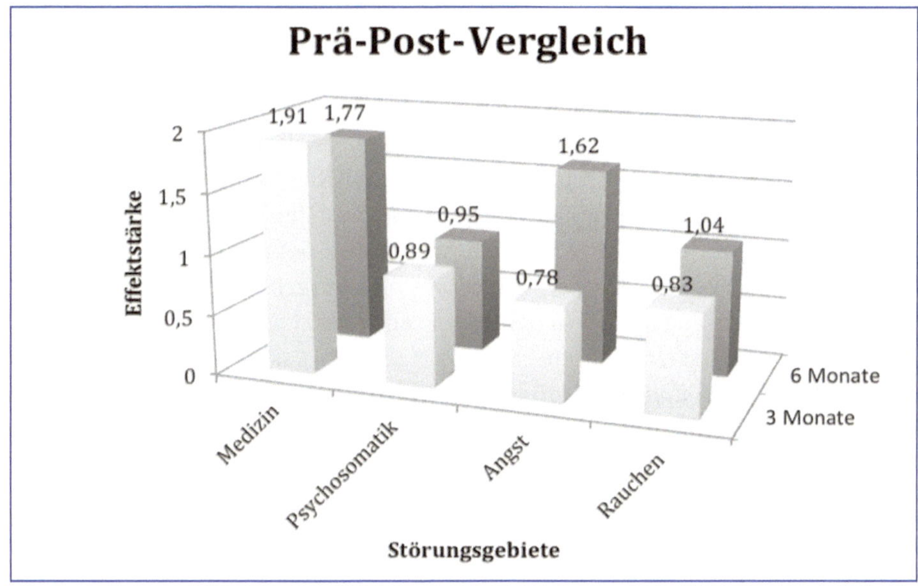

Abbildung 7: *Katamnesen beim Prä-Post-Vergleich. 3 Monate (hell), 6 Monate (dunkel) bei Medizin, Psychosomatik, Angst und Rauchen.*

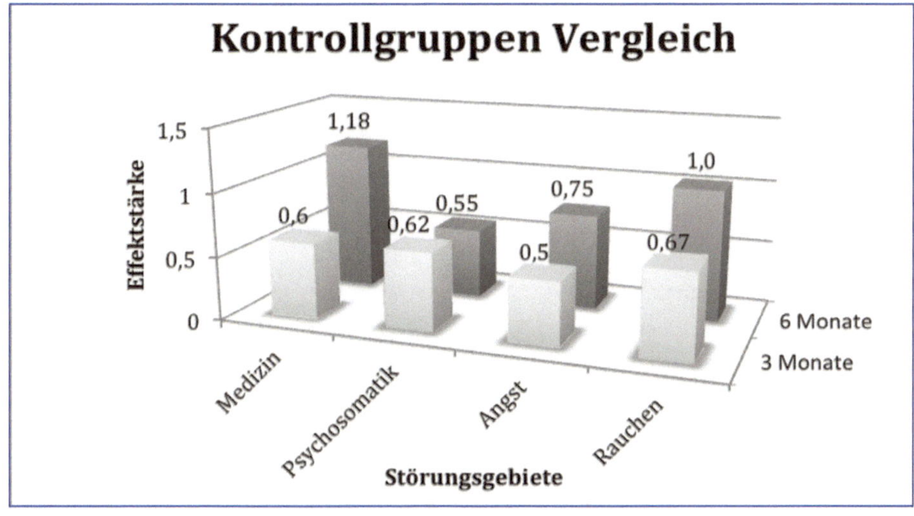

Abbildung 8: *Katamnesen beim Kontrollgruppen-Vergleich. 3 Monate (hell), 6 Monate (dunkel) bei Medizin, Psychosomatik, Angst und Rauchen.*

lyse von Hagl (2013) bestätigt diese generellen Tendenzen. In einer älteren Metaanalyse vermerkten Kirsch, Montgomery und Sapirstein (1995) additive Effekte der Hypnotherapie zur Kognitiven Verhaltenstherapie bei verschiedenen Störungsbildern; z. B. bei der Gewichtsreduktion wurde der Effekt von 5 kg auf 10 kg in 6 Monaten in der kombinierten Behandlung erhöht (Kirsch, 1996). Mewes, Stich, Habermüller und Revenstorf (2003) stellten fest, dass Hypnotherapie und Verhaltenstherapie beide den BMI von 30 auf 28 signifikant senkten, sich jedoch in ihrer Wirksamkeit nicht unterschieden. Allerdings fiel die Verbesserung der subjektiv empfundenen Lebensqualität bei der Hypnosegruppe signifikant höher aus.

Zusammengefasst ist Hypnotherapie für eine breite Palette von medizinischen, psychosomatischen und psychotherapeutischen Anwendungen bei u. U. kurzer Behandlungsdauer effektiv und nachhaltig, was man weder für traditionelle konfliktorientierte Psychotherapie noch für alle lösungsorientierten Therapieformen in dieser Weise findet (Vergleiche die Raucherentwöhnung in Abb. 9). Allerdings fehlen in vielen Anwendungsbereichen weitere kontrollierte Wirksamkeitsstudien.

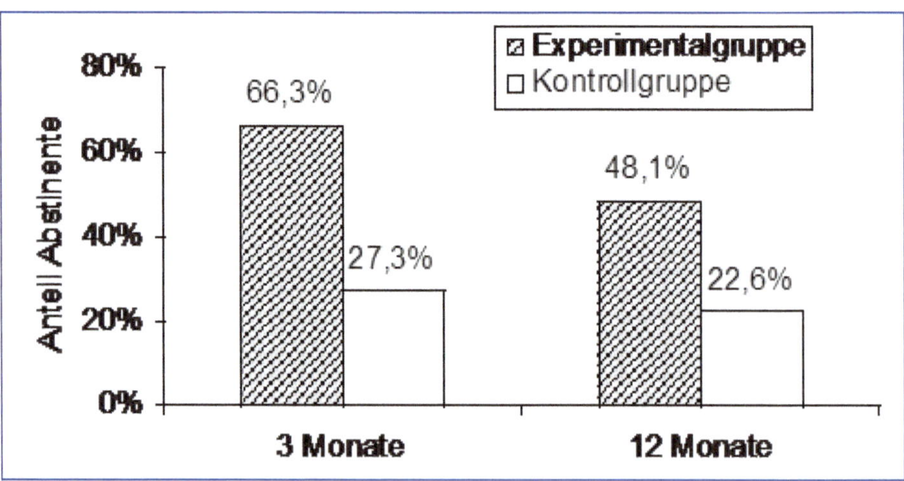

Abbildung 9: *Raucherentwöhnung (3 Sitzungen): Hypnose und Verhaltenstherapie (beide mit Nikotinpflaster). Katamnese der Abstinenz nach 12 Monaten N = 160 (nach Schweizer & Revenstorf, 2008).*

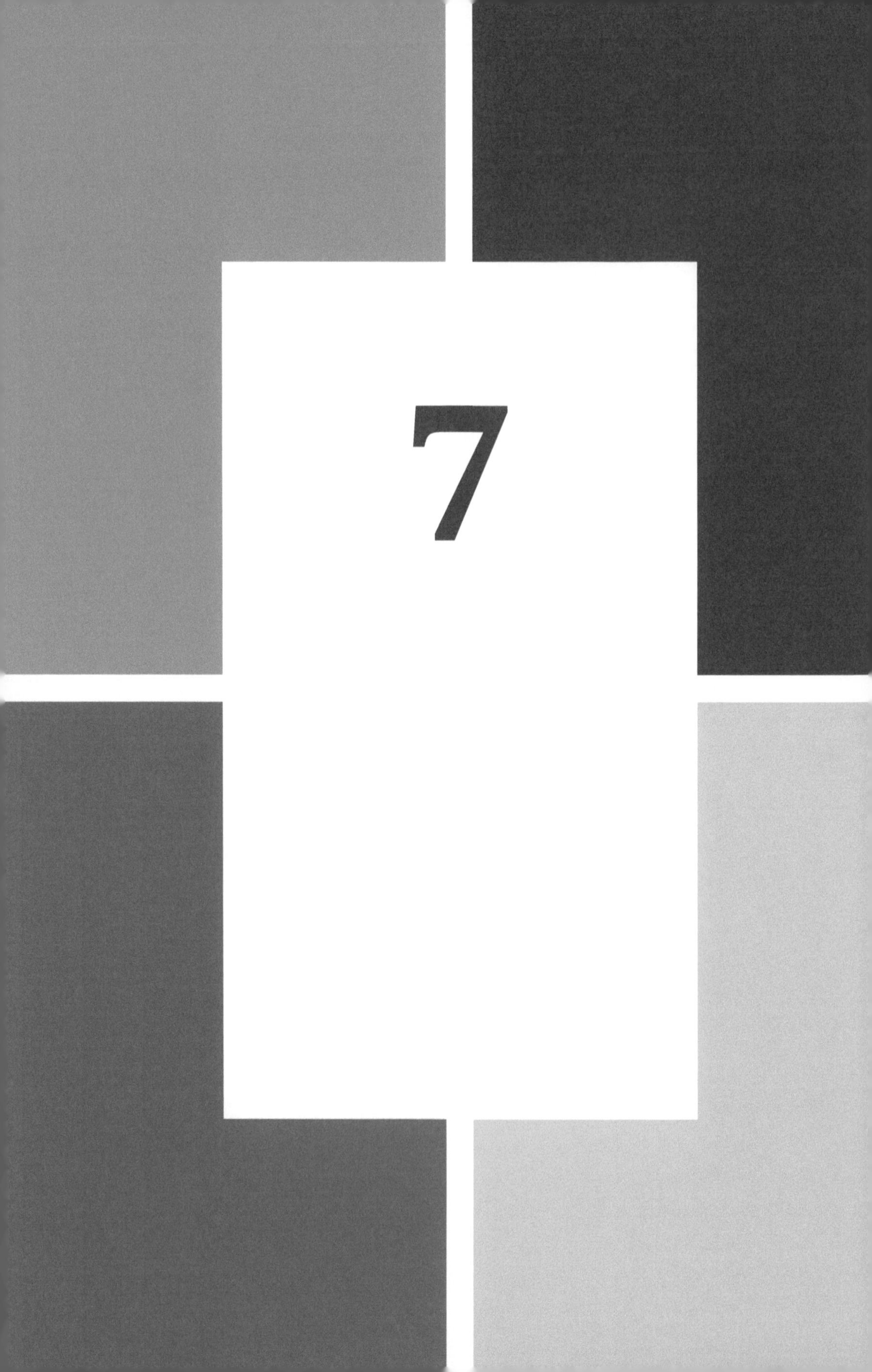
7

Abschließende Diskussion

Die hypnotisierte Person ist nicht schläfrig oder entspannt, vielmehr ist ihre Aufmerksamkeit in einer Weise auf Vorstellungsbilder oder erwartete Suggestionen fokussiert, dass das Erleben dieser Imaginationen und Suggestionen nicht nur als deutlich, sondern als evident erlebt wird. Hypnotisch suggerierte Handlungen oder deren suggerierte Unterlassung wirken offenbar nicht durch die Blockade bestimmter Reaktionen oder Wahrnehmungen, sondern durch ein verändertes Selbstbild. Darin wird es möglich, z. B. Ressourcen zu aktivieren, die für das behandelte Problem hilfreich sind, auch wenn sie dem Alltagsverständnis nicht unmittelbar relevant erscheinen müssen. Ein derartig verändertes Selbstbild kann im Zustand der hypnotischen Trance offenbar aufgrund verminderter Aktivität des Alltagsbewusstseins leichter angenommen werden. Das Interessante an diesem Problemlöseprozess ist, dass nach Beendigung der Trance – oder sogar nach einer gewissen Inkubationszeit, die durch Amnesie und Aufschieben der inhaltlichen Diskussion gewährleistet ist – die hinzugenommenen Ich-Anteile integriert werden können. Während der Trance werden Bewertung und Abschätzung der sozialen Konsequenzen und der Reaktionen anderer Personen sowie der Abgleich mit bisherigem Erleben, d. h. der Bezug zum Alltags-Ich, zurückgestellt.

Welche Rolle die Übertragung bei dieser Regression in eine kindliche Lernhaltung spielt und welche Bedeutung das Bindungshormon Oxytocin in der hypnotischen Beziehung hat, bedarf weiterer Klärung. Bindung und Suggestibilität fördern sich jedoch offensichtlich gegenseitig. Falls das Bindungshormon über eine Mediatorfunktion verfügt, die innerhalb und womöglich auch außerhalb der hypnotischen Trance das Vertrauen und die Kooperationsbereitschaft des Patienten erhöht, wären die Anwesenheit des Hypnotiseurs (im Gegensatz zur anonymen CD) sowie die Nutzung von körperlicher Nähe, respektvoller Berührung und die Stimmmodulation nicht unwesentliche Faktoren. Ericksons Slogan „Meine Stimme begleitet dich überall hin" erscheint hier nochmal in einem anderen Licht. Auch andere der Regression förderlichen Elemente (z. B. Anrede in der zweiten Person Singular) sind bindungsrelevant.

Mithilfe einer Vielzahl von Interventionstechniken lässt sich das therapeutische Medium der hypnotischen Trance auf die unterschiedlichsten somatischen, psychosomatischen und psychischen Probleme anwenden. Dabei gibt es zwei scheinbar konträre Vorgehensweisen:

- Zum einen lässt sich durch hypnotische Suggestion auf direkte Weise eine Veränderung beim Patienten erreichen, die fremdbestimmt erscheinen könnte, wenn sie nicht vorher mit dem Patienten abgesprochen und somit von ihm mitgetragen würde.
- Zum anderen wird der Patient zu einer Suche nach autonomen Lösungen im impliziten Gedächtnis angeregt, das in Weite und Tiefe das Alltagsverständnis überschreitet; so etwa in der Altersregression oder durch Metaphern bzw. Anleitungen, die mithilfe von idiomotorischen Signalen begleitet werden.

Auf diese Prozesse hat der Therapeut keinen unmittelbaren Einfluss, sie können seinen Hypothesen sogar widersprechen. Er schafft dafür durch die Induktion der Trance lediglich den nötigen Kontext. Hypnotherapie nutzt beide Mechanismen: die Akzeptanz für Suggestionen und die Öffnung des Patienten zu sich selbst. Dem Therapeuten fällt die Aufgabe zu, den hypnotischen Prozess kreativ und verantwortungsvoll zu begleiten und dafür durch klinische Sachkenntnis und technisches Wissen einen geschützten Rahmen herzustellen.

Oberflächlich gesehen könnte die hypnotherapeutische Vorgehensweise Fragen therapeutischer Ethik aufwerfen: Will der Therapeut einem unkritischen Patienten zu einer Verhaltensänderung oder Erlebnisweise verhelfen, die dieser womöglich unreflektiert annimmt? Oder will er die Selbstwirksamkeit des Patienten (*Empowerment of the person)* unterstützen? Will er einen aufgeklärten Patienten und eine jederzeit transparente Vorgehensweise oder will er die Dissoziationsfähigkeit in der Hypnose nutzen, um mentale Blockaden zu umgehen? Bei genauerem Hinsehen sind diese Fragen falsch gestellt – denn das Erleben in Trance kann als eine Erweiterung des mentalen Prozesses und des Selbstkonzepts verstanden werden, wodurch der Patient von den Beschränkungen des Alltagsdenkens vorübergehend befreit wird. Dadurch wird eine Revision affektiver und gedanklicher Schemata ermöglicht, die als Neuorientierung im Alltag überprüft werden muss.

Die Professionalität des Hypnotherapeuten besteht einerseits in der Geschicklichkeit, den Patienten flexibel mit einem Arsenal von Induktions- und Rapporttechniken den Übergang in den Trancezustand zu erleichtern. Andererseits in der Fertigkeit, den Patienten bei seinem Weg durch die impliziten mentalen Prozesse mit geeigneten Experimenten zu begleiten und seinen Erfahrungshorizont zu erweitern, sodass er auf das Symptom verzichten kann und zu einer Neuorganisation seiner Ich-Anteile kommt.

Es ist gut untersucht, dass etwa 90 % der Bevölkerung in eine hypnotische Trance zu gehen in der Lage sind. Allerdings sind nur wenige Gründe bekannt, die mit einer Nichteignung der restlichen 10% zusammenhängen. Peter (2015b) hat bestimmte Persönlichkeitsmerkmale erfasst, die sich bei Menschen finden, die ganz allgemein an Hypnose interessiert sind: Sie sind hilfsbereit, liebenswürdig und optimistisch, aber auch ehrgeizig und eher schizotypisch. Diese vorläufigen Ergebnisse deuten darauf hin, dass an Hypnose interessierte Menschen sich leichter auf eine gemeinsam konstruierte Wirklichkeitssicht einlassen im Vergleich zu jenen Menschen, die nicht an Hypnose interessiert sind.

Mit der Anwendung von Hypnose steht ein therapeutischer Ansatz zur Verfügung, der die rational-explizite Problemlösung und die bewusste Konfliktdurcharbeitung dadurch ergänzt, dass ein veränderter Bewusstseinszustand von größerer biografischer Reichweite und assoziativer Flexibilität genutzt wird. Man könnte die hypnotische Realität wie einen Übergang von planer zu sphärischer Geometrie in der kognitiven Landschaft verstehen. Für die Wirkungsweise dieses Bewusstseinszustandes und die Wirksamkeit der daraus resultierenden Interventionsmöglichkeiten existieren zunehmend mehr empirische Belege.

Es ist interessant, dass die etablierten Therapieverfahren der Psychodynamik und der Verhaltenstherapie historische Wurzeln in der Hypnose haben. Sigmund Freud lernte Hypnose in Frankreich bei Charcot sowie Bernheim kennen und versuchte sie in Wien einzuführen, stieß aber damit dort auf wenig Akzeptanz und ließ sie fallen. Joseph Wolpe verwendete bei der von ihm erfundenen *Systematischen Desensibilisierung* ebenfalls zunächst Hypnose und ersetzte sie später durch Entspannungstechniken. Inzwischen tauchen in der Verhaltenstherapie zahlreiche hypnotische Elemente wieder auf.[34] Auch in den humanistischen Verfahren gibt viele Übungen („Phantasiereisen"), die sich in einem Graubereich zwischen Imagination und Trance befinden.

Das Missverständnis bei einer Annexion hypnotischer Elemente in andere Therapieformen besteht in einer Verwechslung der Ebenen mentaler Informationsverarbeitung. Die hypnotische Kommunikation zwischen Therapeut und Patient ist ebenso *nicht-rational* wie der innere Suchprozess des Patienten selbst. Daher ist beides nicht planbar und die Kunst der Hypnotherapie besteht darin, sich auf einen induktiven Prozess einzulassen, der grundsätzlich nicht zu manualisieren ist. Daraus folgen einige Besonderheiten der Hypnotherapie. Sie ist nicht unbedingt transparent, weil sich das Vorgehen von Moment zu Moment ändert und der Therapeut seiner Intuition folgt, die er oft gar nicht explizieren kann, da sie auf seinem eigenen, auf den Patienten fokussierten Tranceprozess beruht. Auch folgt aus dem intuitiven Vorgehen wie z. B. bei der Ad-hoc-Auswahl einer Metapher,

[34] z. B. die sogen. Imagery Rescripting und Reprocessing Therapie von Mervin Schmucker (www.mervin-schmucker.de), in der wie bei Janets Fall Marie oder Ericksons Februarmann ungünstige Vorerfahrungen nachträglich „überschrieben" wurden.

dass „Augenhöhe“ eine Illusion ist, da zahlreiche Assoziationen des Therapeuten einfließen, die er dem Patienten gar nicht erklären möchte, die auch nicht unmittelbar einleuchtend sind, aber u. U. dennoch weiterführen.

Hypnotherapie ist sowohl in der Gestaltung des Kontaktes zum Patienten wie in der Durchführung der Interventionen ein Bottom-up-Prozess, d. h. einer, der von den Wahrnehmungen des Moments ausgehend sich ständig wandelt. Und doch ergeben die Interventionen hinterher oft einen kohärenten Sinn, wie aus den Fallbeispielen deutlich geworden sein sollte, der für den Therapeuten nicht absehbar war. Hypnotherapie ist außerdem archaisch, sie orientiert sich am Ritualcharakter von Therapie, d. h., Therapeut und Patient begeben sich in einen prärationalen Kontext, in dem der Therapeut sich zu einer Rolle bekennt, in der er die „Geister“ des Unbewussten (d. h. der Intuition) herbeibittet, um sowohl sein eigenes implizites Wissen als das des Patienten zu nutzen. Schon deshalb besteht mehr als in anderen Therapiebeziehungen ein eindeutig soziales Gefälle. Das alles bleibt unbenommen der Tatsache, dass Hypnose bei richtigem Verständnis eine wirksame Ergänzung anderer Verfahren, insbesondere der Verhaltenstherapie sein kann (s. Kap. 6; einige anschauliche Fallvignetten dazu finden sich bei Schnell, 2016).

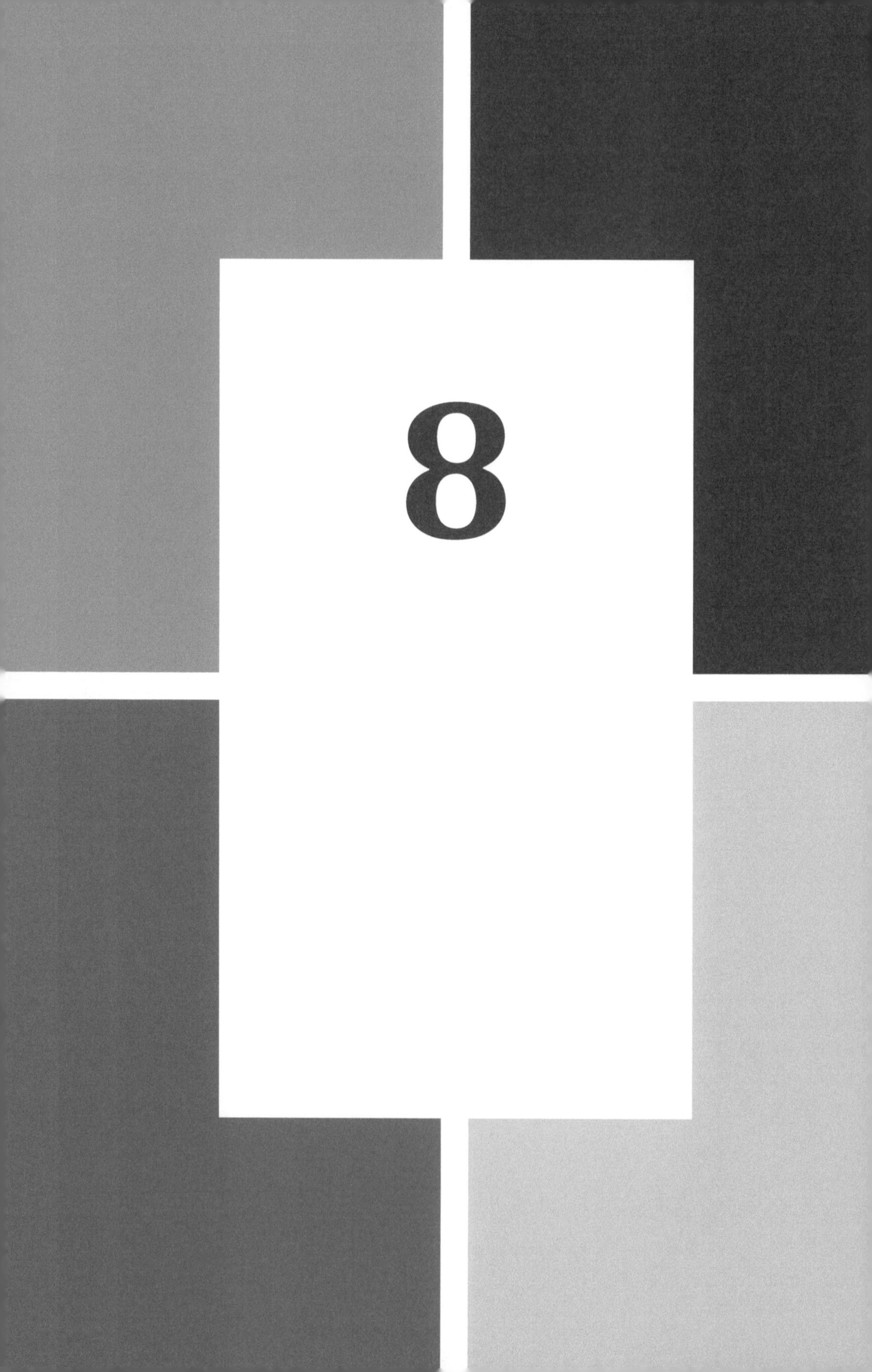
8

Literatur

Achterberg, J. (1996). *Rituale der Heilung.* München: Goldmann.

Alman, B. & Lambrou, P.T. (1996). *Selbsthypnose. Das Handbuch zur Selbstbehandlung.* Heidelberg: Carl-Auer.

Arbeitskreis OPD (2009). *Operationalisierte Psychodynamische Diagnostik OPD-2. Das Manual für Diagnostik und Therapieplanung* (2. Aufl.). Bern: Huber.

Barker, P. (1985). *Using metaphors in psychotherapy.* New York: Brunner/Mazel.

Berntson, G.G., Bigger, J.T., Eckberg, D.L., Grossman, P., Kaufmann, P.G., Malik, M., Nagaraja, H.N., Porges, S.W., Saul, J.P., Stone, P.H. & Van Der Molen, M.W. (1997). Heart rate variability: origins, methods, and interpretive caveats. *Psychophysiology, 34* (6), 623–648.

Blakemore, S.J., Oakley, D.A. & Frith, C.D. (2003). Delusions of alien control in the normal brain. *Neuropsychologia, 41,* 1058–1067.

Bongartz, B. & Bongartz, W. (1988). *Hypnose. Wie wirkt sie und wem hilft sie.* Zürich: Kreuz Verlag.

Bryant, R. & Hung, L. (2013). Oxytocin enhances social persuasion during hypnosis. *PLOS ONE, 8,* 1–4.

Cojan, Y., Waber, L., Schwartz, S., Rossier, L., Forster, A. & Vuilleumier, P. (2009). The brain under self-control: modulation of inhibitory and monitoring cortical networks during hypnotic paralysis. *Neuron, 62* (6), 862–875.

Crawford, H.J. (1989). Cognitive and physiological flexibility: Multiple pathways to hypnotic responsiveness. In V.A. Gheorghiu, P. Netter, H.J. Eysenck & R. Rosenthal (Eds.), *Suggestion and suggestibility: theory and research* (pp. 155–168). Berlin, Heidelberg: Springer.

Dahlke, R. (2000). *Krankheit als Symbol.* München: Bertelsmann.

Damasio, A.R. (1997). *Descartes' Irrtum.* München: dtv.

Diamond, S.G., Davis, O.C. & Howe, R.D. (2007). Heart-rate variability as a quantitative measure of hypnotic depth. *International Journal of Clinical and Experimental Hypnosis, 56* (1), 1–18.

Erickson, M.H. & Rossi, E.L. (2004). *Hypnose erleben. Veränderte Bewusstseinszustände therapeutisch nutzen.* Stuttgart: Pfeiffer bei Klett-Cotta.

Erickson, M.H. & Rossi, E.L. (2006). *Hypnotherapie. Aufbau, Beispiele, Forschungen.* Stuttgart: Klett-Cotta.

Erickson, M.H., Rossi, E.L. & Rossi, S.L. (1978/1986). *Hypnose: Induktion, psychotherapeutische Anwendung, Beispiele.* München: Pfeiffer.

Faymonville, M.E., Laureys, S., Degueldre, C., DelFiore, G., Luxen, A., Franck, G., Lamy, M. & Maquet, P. (2000). Neural mechanisms of antinociceptive effects of hypnosis. *Anesthesiology, 92,* 1257–1267.

Fenzl, M. & Schlegel, C. (2010). Herzratenvariabilität – Diagnosemittel für die Gesundheit: altersbezogene Effektgrößen. *Schweizerische Zeitschrift für Sportmedizin und Sporttraumatologie, 58* (4), 134–140.

Ferenci, S. (1909). Introjektion und Übertragung. In M. Balint (Hrsg.), *Schriften zur Psychoanalyse (II)* (S. 12–47). Frankfurt a. M.: Fischer.

Flammer, E. (2011). *Hypnotherapie – Stand der Forschung.* Projekt-Bericht der Milton Erickson Gesellschaft.

Frank, J.D. (1985). *Die Heiler.* Stuttgart: Klett.

Frederick, C. (2007). Ausgewählte Themen zur Egostate Therapie. *Hypnose – Zeitschrift für Hypnose und Hypnotherapie, 2,* 5–100.

Freund, U. (2015). Wirkfaktor Grimm: Märchen in der Hypnotherapie. In D. Revenstorf & B. Peter (Hrsg.), *Hypnose in der Psychotherapie, Medizin und Psychosomatik* (S. 317–329) (3. Aufl.). Heidelberg: Springer.

Fromm, E. (1941). *Furcht vor der Freiheit. Gesammelte Werke, Bd.1.* München: dtv.

Geuter, U. (2015). *Körperpsychotherapie. Grundriss einer Theorie für die klinische Praxis.* Heidelberg: Springer.

Gordon, D. (1987). *Therapeutische Metaphern.* Paderborn: Junfermann.

Grimm, J. & Grimm, W. (1990). *Kinder und Hausmärchen. Ausgabe letzter Hand (KHM).* Vol. 13. München: Winkler.

Hagl, M. (2013). Klinische Hypnose und Hypnotherapie: Interventionsforschung in den Jahren 2010 und 2011. *Hypnose und Hypnotherapie, 13.*

Haipt, A. (2016). *Still Relaxed or yet in Trance? Neurophysiological Comparison of Hypnosis and Relaxation.* Master Thesis, Universität Tübingen.

Halsband, U. (2015). Neurobiologie der Hypnose. In D. Revenstorf & B. Peter (Hrsg.), *Hypnose in der Psychotherapie, Medizin und Psychosomatik* (S. 802–820) (3. Aufl.). Heidelberg: Springer.

Halsband, U., Müller, S., Hinterberger, T. & Strickner, S. (2009). Plasticity changes in the brain in hypnosis and meditation. *Contemporary Hypnosis, 26* (4), 185–268.

Hand, I. (2008). *Strategisch-systemische Aspekte der Verhaltenstherapie. Eine praxisbezogene Systematik in ihren historisch-autobiografischen Bezügen.* Heidelberg: Springer.

Hilgard, E.R. (1974). Toward a neo-dissociation theory: multiple cognitive controls in human functioning. *Perspectives in Biology and Medicine, 17,* 301–316.

Hinterberger, T., Schoner, J. & Halsband, U. (2011). Analysis of electrophysiological state patterns and changes during hypnosis induction. *International Journal of Clinical and Experimental Hypnosis, 59* (2), 165–179.

Hoppe, F. (1983). Schmerzbeeinflussung mit der hypnotischen Einstreutechnik: Eine Untersuchung zur Verarbeitung eingestreuter Suggestionen bei chronischen Schmerzpatienten. *Zeitschrift für Experimentelle und Angewandte Psychologie, 30,* 232–262.

Jonas, A.D. (1985). *Orientierungshilfen zur Psychotherapie in der Allgemeinpraxis: archaische Relikte in psychosomatischen Symptomen.* Gräfeling: Verlag Socio-Medico.

Kahneman, J. (2008). *Das schnelle und das langsame Denken.* Stuttgart: Schattauer.

Kirsch, I. (1996). Hypnotic enhancement of cognitive-behavioral weight loss treatments – Another meta-reanalysis. *Journal of Consulting and Clinical Psychology, 63,* 517–519.

Kirsch, I., Montgomery, G. & Sapirstein, G. (1995). Hypnosis as an adjunct to cognitive-behavioral psychotherapy: A meta-analysis. *Journal of Consulting and Clinical Psychology, 63,* 214–220.

Kosslyn, S.M., Thompson, W.L., Costantini-Ferrando, M.F., Alpert, N.M. & Spiegel, D. (2000). Hypnotic visual illusion alters color processing in the brain. *American Journal of Psychiatry, 157* (8), 1279–1284.

Kurtz, G. (1997). *Metapher, Allegorie, Symbol.* Göttingen: Vandenhoeck & Ruprecht.

Lankton, C.H. & Lankton, S.R. (1989). *Geschichten mit Zauberkraft. Die Arbeit mit Metaphern in der Psychotherapie.* München: Pfeiffer.

Lynn, S.J., Kirsch, I., Neufeld, J. & Rhue, J.W. (1996). Clinical hypnosis: assessment, applications and treatment considerations. In S.J. Lynn, I. Kirsch & J.W. Rhue (Eds.), *Casebook of Clinical Hypnosis* (pp. 3–32). Washington, D.C.: American Psychological Association.

MacHovec, F.J. (1986). *Complications: Prevention and Risk Management.* Springfield, IL: Charles C. Thomas.

Mann, T. (1930). *Mario und der Zauberer.* Berlin: S. Fischer.

Markowitsch, H.J. (2005). *Dem Gedächtnis auf der Spur: Vom Erinnern und Vergessen.* Darmstadt: Wissenschaftliche Buchgesellschaft.

Matte-Blanco, I. (1975). *The Unconscious as Infinite Sets.* London: Duckworth.

McGeown, W.J., Mazzoni, G., Venneri, A. & Kirsch, I. (2009). Hypnotic induction decreases anterior default mode activity. *Conscious. Cogn., 18,* 848–855.

McGeown, W.J., Venneri, A., Kirsch, I., Nocetti, L., Roberts, K., Foan, L. & Mazzoni, G. (2012). Suggested visual hallucination without hypnosis enhances activity in visual areas of the brain. *Conscious Cogn., 21* (1), 100–116.

McGill, O. (1996). *The new encyclopedia of stage hypnotism.* New York: Crownhouse.

Meiss, O. (2016). *Hypnosystemische Behandlung der Depression.* Heidelberg: Carl-Auer.

Mende, M. (1998). Hypnotherapeutic responses to transference in the face of therapeutic change. *Hypnos, 25,* 134–144.

Menon, V. (2011). Large-scale brain networks and psychopathology: A unifying triple network model. *Trends in Cognitive Science, 15* (10), 483–506.

Metzinger, T. (2011). *Der Ego-Tunnel. Eine neue Philosophie des Selbst.* Berlin: Berliner Taschenbuch Verlag.

Mewes, I., Stich, A., Habermüller, M.S. & Revenstorf, D. (2003). Gewichtsreduktion unter Hypnose und Verhaltenstherapie. *Verhaltensmedizin, 24,* 499–522.

Mills, J.D. & Crowley, R.J. (1996). *Therapeutische Metaphern für Kinder und das Kind in uns.* Heidelberg: Carl-Auer.

Oakley, D.A. & Halligan, P.W. (2009). Hypnotic suggestion and cognitive neuroscience. *Trends in Cognitive Sciences, 13* (6), 264–270.

O'Hanlon, W.H. (1994). *Milton H. Ericksons gesammelte Fälle.* Stuttgart: Klett-Cotta.

Otto, T. (2007). *Effective connectivity changes in hypnotic visual illusion.* A study carried out by T. Otto, U. Halsband & R. Goebel. Master Thesis, University of Maastricht.

Peseschkian, N. (1979). *Der Kaufmann und der Papagei.* Frankfurt a. M.: Fischer.

Peseschkian, N. (1983). *In search of meaning.* Heidelberg: Springer.

Peter, B. (2006). *Einführung in die Hypnotherapie.* Heidelberg: Carl-Auer.

Peter, B. (2015a). Das therapeutische Tertium. In D. Revenstorf & B. Peter (Hrsg.), *Hypnose in der Psychotherapie, Medizin und Psychosomatik* (S. 81–88) (3. Aufl.). Heidelberg: Springer.

Peter, B. (2015b). *The hypnosis-prone personality (Invited Address).* Paper presented at the American Psychological Association 2015, Annual Convention. Toronto, Canada.

Polanyi, M. (1985). *Implizites Wissen.* Frankfurt a. M.: Suhrkamp.

Prior, M. (2005). *Minimax-Interventionen. 15 minimale Interventionen mit maximaler Wirkung.* Heidelberg: Carl-Auer.

Pyka, M., Burgmer, M., Lenzen, T., Pioch, R., Dannlowski, U., Pfleiderer, B. et al. (2011). Brain correlates of hypnotic paralysis – a resting-state fMRI study. *NeuroImage, 56* (4), 2173–2182.

Qin, P. & Northoff, G. (2011). How is our self related to midline regions and default-mode network? *NeuroImage, 57* (3), 1221–1233.

Rainville, P., Duncan, G.H., Price, D.D., Carrier, B. & Bushnell, M.C. (1997). Pain affect encoded in human anterior cingulate but not somatosensory Kortex. *Science, 277,* 968–971.

Rainville, P., Hofbauer, R.K., Bushnell, M.C., Duncan, G.H. & Price, D.D. (2002). Hypnosis modulates activity in brain structures involved in the regulation of consciousness. *Journal of Cognitive Neuroscience, 14* (6), 887–901. Retrieved from http://www.mitpressjournals.

Raz, A., Fan, J. & Posner, M.I. (2005). Hypnotic suggestion reduces conflict in the human brain. *Proceedings of the National Academy of Sciences of the United States of America, 102* (28), 9978–9983.

Reddemann, L. (2004). *Psychodynamisch-Imaginative Traumatherapie.* München: Junfermann.

Reddemann, L. & Stasing, J. (2013). *Imagination. Handwerk der Psychotherapie, Bd. 2.* Tübingen: Psychotherapie-Verlag.

Revenstorf, D. (2011). Schaden durch Hypnose. *Zeitschrift für Hypnose und Hypnotherapie, 6,* 141–160.

Revenstorf, D. & Durian, R. (2015). Wirkung und Nutzung der Beziehung in der Hypnotherapie. In D. Revenstorf & B. Peter (Hrsg.), *Hypnose in der Psychotherapie, Medizin und Psychosomatik* (S. 57–80) (3. Aufl.). Heidelberg: Springer.

Revenstorf, D., Freund, U. & Trenkle, B. (2015). Therapeutische Geschichten und Metaphern. In D. Revenstorf & B. Peter (Hrsg.), *Hypnose in der Psychotherapie, Medizin und Psychosomatik* (S. 229–251) (3. Aufl.). Heidelberg: Springer.

Revenstorf, D. & Peter, B. (Hrsg.). (2015). *Hypnose in der Psychotherapie, Medizin und Psychosomatik* (3. Aufl.). Heidelberg: Springer.

Revenstorf, D. & Weitzsäcker, W. (2008). Hypnosegrammatik. *Hypnose – Zeitschrift für Hypnose und Hypnotherapie, 3,* 17–32.

Rossi, E.L. (Hrsg.). (1995–1998). *Gesammelte Schriften von Milton H Erickson.* Heidelberg: Carl-Auer.

Roth, G. (2001). *Fühlen, Denken, Handeln. Wie das Gehirn unser Verhalten steuert.* Frankfurt a. M.: Suhrkamp.

Rudolf, G. (2006). *Strukturbezogene Psychotherapie. Leitfaden zur psychodynamischen Therapie struktureller Störungen.* Stuttgart: Schattauer.

Satir, V. (1990). *Kommunikation, Selbstwert, Kongruenz.* Paderborn: Junfermann.

Schnell, M. (2016). Integration von Hypnotherapie mit anderen psychotherapeutischen Verfahren. *M.E.G.a.Phon, 49,* 8–12.

Schnurre, K. (2015). *Experimentelle Untersuchungen zur klinischen Wirksamkeit der Hypnotherapie bei Rhinitis allergica.* Dissertation Universität Kiel, Psychologisches Institut.

Scholz, O.B. (2001). Kurz und mittelfristige Effekte hypnotischer Stimmungsinduktion. *Zeitschrift für Psychologie, 209,* 118–136.

Scholz, O.B., Bleek, B. & Schlien, A. (2008). Suggestionen, die erst nach der Hypnose wirken sollen: Präsentation einer Posthypnose-Aufgabe – Vorläufiger Bericht. *Hypnose – Zeitschrift für Hypnose und Hypnotherapie, 3,* 117–126.

Schulze, W. & Revenstorf, D. (im Druck). Hypnotherapie in der Palliativmedizin. In D. Berthold, M. Gaspar & U. Sibelius (Hrsg.), *Psychotherapeutische Perspektiven am Lebensende.* Göttingen: Vandenhoeck und Ruprecht.

Schwartz, R.C. (1995). *Internal family systems therapy.* New York: Guilford Press.

Schweizer, C.C. & Revenstorf, D. (2008). Raucherentwöhnung mit Hynotherapie. Langzeit-Katamnese zur Wirksamkeit. *Hypnose – Zeitschrift für Hynose und Hypnotherapie, 3* (1+2), 33–56.

Spiegel, D. & Moore, R. (1997). Imagery and hypnosis in the treatment of cancer patients. *Oncology-Huntington, 11* (8), 1179–1188.

Streeck, U. & Arnswald, J. (2015). *Psychodynamische Psychotherapie. Handwerk der Psychotherapie, Bd. 4.* Tübingen: Psychotherapie-Verlag.

Tefikow, S., Barth, J., Maichrowitz, S., Beelmann, A., Strauss, B. & Rosendahl, J. (2013). Efficacy of hypnosis in adults undergoing surgery or medical procedures: a meta-analysis of randomized controlled trials. *Clinical Psychology Review, 33* (5), 623–636. DOI: 10.1016/j.cpr.2013.03.005

Trenkle, B. (2012). *Dazu fällt mir eine Geschichte ein …* Heidelberg: Carl-Auer.

Varga, K. & Kekecs, Z. (2014). Oxytocin and cortisol in the hypnotic interaction. *International Journal of Clinical and Experimental Hypnosis, 62,* 111–128.

Walter, H. (1992). *Hypnose.* Stuttgart: Thieme.

Wampold, B. (2001). *The great Psychotherapy debate.* London: Erlbaum.

Watkins, J.G. & Watkins, H.H. (1997). *Egostates in Theory and Therapy.* New York: Norton.

Weitzenhoffer, A.M. (1989). *The practice of hypnotism.* New York: John Wiley.

Whorwell, P.J., Prior, A. & Colgan, S.M. (1987). Hypnotherapy in severe irritable bowel syndrome. *Gut, 28,* 423–425.

Williams, J.D. & Gruzelier, J.H. (2001). Differentiation of hypnosis and relaxation by analysis of narrow band theta and alpha frequencies. *International Journal of Clinical and Experimental Hypnosis, 49* (3), 185–206.

Zelinka, V., Cojan, Y. & Desseilles, M. (2014). Hypnosis, Attachment and Oxytocin. An integraticve perspective. *International Journal of Clinical and Experimental Hypnosis, 62,* 29–52.

Anhang

Beispiele für Metaphern

Die hier zusammengestellten Texte stammen von verschiedenen Autoren (Pesechkian, Trenkle u. a.) und werden frei nacherzählt. Sie dienen als Material, das von Fall zu Fall dem Patienten ebenfalls frei nacherzählt und dabei angepasst oder auch gekürzt werden soll, um authentisch zu sein.

Märchen

Die hier erwähnten Märchen sind bekannt, werden nicht wiedergegeben und finden sich in den Kinder- und Hausmärchen (KHM) der Gebrüder Grimm: Hans im Glück, Schneeweißchen und Rosenrot, Aschenputtel, Einer, der auszog, das Fürchten zu lernen, Der Teufel mit den drei goldenen Haaren, Der süße Brei.

Mythen

Tiermetaphern

Parabeln

Spezielle therapeutische Geschichten

Symbolisierungen

Humor und Rätsel

Mythen

Turandot

Turandot war eine wunderschöne Frau und die Tochter eines alten Königs, der schon lange darauf wartete, zurücktreten zu können, wofür er einen Prinzen für seine Tochter finden musste. Die Tochter war nicht nur schön, sie war auch klug und kreativ, konnte malen und lesen, schreiben und dichten. Zudem war sie auch ein intellektuell geschulter Mensch, wie ein Ingenieur, und kein Mann konnte ihr das Wasser reichen. Sie gab, den vielen Bewerbern, die sich um sie bemühten, bestimmte Aufgaben oder Rätsel. Wenn sie diese nicht lösen konnten, mussten sie leider ihr Leben lassen. So gab es schon viele tote Helden, die ihr Leben der schönen Turandot zuliebe gelassen hatten.

Eines Tages sagte Turandot: „Lieber Vater, diese Männer sind mir so lästig. Sie dringen auf mich ein und ich kann sie nicht von mir abwehren, was mir Schmerzen bereitet. Bau mir ein Schloss oben auf dem Berg mit einer dicken Mauer ohne Tor, sodass ich endlich meine Ruhe habe und malen, dichten und denken kann."

Der König liebte seine Tochter über alles und sagte: „Ja, meine Tochter, das werde ich für dich tun." Aber er war traurig, weil er gerne wollte, dass sie einen Prinzen zum Mann hätte.

Eines Tages kam ein Fremder, der sich in der Stadt verirrt hatte. Er war auf der Jagd und vom Wege abgekommen. Er sah das große Plakat mit der schönen Turandot und lauter Totenköpfen drum herum. Er blickte nur einmal auf das Plakat und war sofort in Turandot verliebt. Er hörte sich um, was es mit der schönen Turandot auf sich habe, und alle berichteten ihm von der traurigen Vorgeschichte und von den vielen, die ihr Leben lassen mussten, und dass Turandot so schwierig sei, aber auch so klug und so schön, und alle wünschten sich so sehr einen neuen König. Dann ging der Fremde in sich und sagte: „Ich werde sie besiegen!"

Er ging drei Jahre in die Lehre eines Zauberers, ließ sich alle Tricks der Überredung, der Überzeugung, aber auch der Ingenieurskunst und der Magie zeigen und ließ sich ganz gründlich darauf vorbereiten. Dann ging er zum König und meldete sich an, dass er um die Hand seiner Tochter werben wolle. Der König riet ihm davon ab und sagte: „Es sind schon viele gestorben und du wirst das gleiche Schicksal erleiden." Aber der Mann sagte: „Ich bin gut vorbereitet, lass es mich versuchen."

Und er ging den Weg – er kannte mittlerweile die ganzen Fallgruben und die Tricks, wie man den Wurfspießen und Geschossen ausweichen konnte – und kam schließlich oben an der Burg an. Er stand vor den riesigen Mauern, gelang aber nicht hinein. Doch er wusste, dass es eine Stelle an der Mauer gab, an der die Steine sehr dünn waren. So klopfte er die ganze Mauer ab, und dort, wo sie hohl klang, nahm er die Steine heraus und trat in den Hof. Er sagte: „Turandot, hier bin ich, um deine Fragen zu beantworten." Turandot war höchst überrascht, dass es jemand bis dahin geschafft und überlebt hatte, und sagte: „Ich nehme dich nur, wenn du mir meine drei Fragen beantwortest." Er willigte ein, dass er sein Leben verlieren würde, wenn er sie nicht beantworten könne. So wurde mit dem König als Schiedsrichter ein Termin vereinbart, an dem der Fremde diese Probe bestehen sollte und an dem das ganze Volk zuschauen durfte. Der Fremde war ein Königssohn, aber niemand kannte ihn.

Die erste zu bestehende Probe, die Turandot ihm gab, war eine große Perle. Sie reichte sie ihm ohne Worte. Er nahm die Perle, zerstampfte sie, goss Milch über den Staubpuder und trank es. Damit war die erste Frage beantwortet.

Dann kam die zweite Probe: Turandot gab ihm einen Ring. Daraufhin suchte er ein anderes Schmuckstück, welches er mitgebracht hatte, sodass es nun zwei Ringe waren. Diese gab er ihr zurück, womit auch die zweite Probe bestanden war. Die dritte Frage lautete: „Was ist das: Es ist kalt wie Eis und lodert wie Feuer lichterloh?" Er antwortete: „Das ist die Turandot." Damit hatte er alle drei Fragen beantwortet und die Königstochter stampfte vor Wut mit den Füßen auf, aber sie musste sich dem Spruch beugen. Der junge Mann aber sagte nun: „Wenn du bis morgen früh herausfindest, wie ich heiße, dann will ich mein Leben freiwillig lassen und du bist mich los." Er ging. Turandot setzte alle Hebel in Bewegung, machte eine Volksbefragung, erpresste alle möglichen Diener und schickte Boten und Spione aus. Ganz am Ende erpresste sie die Dienerin des Prinzen, die seinen Namen verriet. Es wurde schnell bekannt, dass sie den Namen herausgefunden hatte und dass der Prinz am Morgen sterben müsse.

Am nächsten Morgen sammelte sich das ganze Volk traurig auf dem Marktplatz und erwartete die Ankündigung des Todes. Da trat die Königstochter auf die Empore und verkündete dem Volk, sie habe den Namen herausgefunden. „Sein Name ist: Liebe", sagte sie. Und das ist das Ende der Geschichte. Das Volk jubelte und war glücklich und die Tochter war geheilt, weil es jemand fertiggebracht hatte, den Bann zu brechen.

Hephaistos

Hephaistos nannte man auch den Gott der Schmiedekunst. Er hatte seine Schmiede im Inneren des Vulkans, denn er kannte das Geheimnis der wertvollen Energie im Inneren des Berges. Und während die Menschen, die um den Vulkan herum lebten, davonrannten, sobald der Vulkan zu grummeln begann, begab sich Hephaistos in seine Schmiede. Denn jetzt war die Zeit gekommen, diese vulkanische Wut zu nutzen und sie in kreative Energie umzusetzen. Das Feuer der Wut, das Verwandlung möglich macht sowie schützende Rüstungen und prachtvolle Kunstwerke entstehen lässt. Und so weiß auch heute noch eine gute Kunsthandwerkerin, das Feuer ihrer Emotionen zu nutzen und zu verwandeln.

In den Bergen, da gibt es Bäche, die ins Tal fließen, im Frühjahr durch die Schneeschmelze besonders wild. Wassermassen und ihre zerstörerische Energie, die von kleinen Kraftwerken in den Bergen aufgefangen und in kostbare Energie umgewandelt werden. Energie, die gespeichert und von den Menschen im Tal genutzt wird, dann, wenn sie sie brauchen. Und du kannst neugierig sein, wo dein Unbewusstes kleine Kraftwerke baut, jetzt oder später.

Dädalus und Ikarus

Und ich will dir eine Geschichte erzählen von Ikarus und Dädalus, die beide Gefangene waren. Dädalus, der Vater von Ikarus, war ein sehr kluger und tüchtiger Mann. Er hatte stets viel gearbeitet und hatte Theseus den Trick verraten, wie er aus dem Labyrinth des Minotaurus herauskomme, indem er einen Faden hinter sich ausrollt. Den Faden der Ariadne, den sie ihm geschenkt hatte. Darüber war der König erbost, denn er wollte nicht, dass Theseus dem Minotaurus entgeht, dem Ungeheuer, das Theseus bekämpfen sollte. So verbannte er Dädalus und Ikarus in die Berge von Kreta.

Aber Dädalus war schlau. Da er ein Ingenieur war, hatte er nicht aufgehört, daran zu arbeiten, zu entkommen. Er baute Flügel aus Bienenwachs und Federn und beide, der Vater und der Sohn, übten damit zu fliegen. Und sie konnten fliegen, sie konnten sich vom Boden lösen. Wie ein Vogel, frei wie ein Vogel. Der Vater sagte: „Jetzt können wir in die Freiheit, aber du musst eine Regel beachten! Fliege nicht zu tief, denn dann wird die Feuchtigkeit des Meeres die Flügel schwer machen, und du wirst abstürzen! Und flieg auch nicht zu hoch, denn die Sonne wird das Wachs schmelzen lassen, und du wirst abstürzen." Und sie flogen los und du weißt, sie flogen ein Stück. Doch Ikarus war so begeistert von der Fähigkeit zu fliegen und frei zu sein, dass er höher und höher flog. Und das Wachs schmolz von der Sonne und er stürzte ab. Dädalus flog weiter, denn er wusste, er konnte daran nichts ändern. Er wollte auf Sizilien ankommen und eine Stadt gründen. Die Sonne gibt die Energie. Und das tut gut, um es sich bequem zu machen und noch tiefer in den Stuhl einzusinken.

Tristan und Isolde

König Marke in England gab seinem Lieblingsritter Tristan den Auftrag, aus Irland für ihn Isolde als Braut abzuholen. Die Brautmutter war eine Zauberin, welche Isolde eine Flasche mitgab, die sie in der Brautnacht zusammen mit dem König trinken sollte. Das Schiff strandete aber unterwegs und als die Getränke aufgebraucht waren, tranken Tristan und Isolde den Zaubertrank, von dem sie nicht wussten, dass er sie fürs Leben in Liebe verbinden würde. Als sie schließlich in England ankamen, übergab Tristan dem König die angeworbene Braut, fand aber immer wieder Wege, unentdeckt mit Isolde zusammenzutreffen. Am Ende kam der Verdacht auf, dass die beiden ein Verhältnis hätten, sodass sich Isolde einem Gottesurteil unterziehen musste.

Tristan, der sie noch einmal berühren wollte, ließ ihr die Nachricht zukommen, auf dem Wege zum Gericht säße er als Mönch in einer Kutte am Fluss, den sie überqueren musste, um sie hinüberzutragen. Tristan konnte so seine geliebte Isolde noch einmal an sich drücken. Als der Richter Isolde fragte: „Hast du jemals einen anderen Mann berührt als deinen König?", sagte sie: „Nein, außer diesem Mönche, der mich über den Fluss getragen hat", und sie bestand die Gottesprobe, ein glühendes Stück Eisen anzufassen, weil sie die Wahrheit gesagt hatte und weil ihre Liebe unschuldig war.

Siegfried und das Drachenblut

Siegfried überstand viele Abenteuer. Einmal musste er mit einem Drachen kämpfen und besiegte ihn. Anschließend badete er in dessen Blut und erhielt dadurch am ganzen Körper eine undurchdringliche Haut, die ihn vor jeder Waffe schützte. Nur auf dem Rücken haftete durch Zufall ein Lindenblatt, sodass darunter eine verletzbare Stelle zurückblieb. Die hätte er besser schützen müssen. Dann hätte er jeden Kampf unverletzt überstanden.

Tiermetaphern

Der Adler im Hühnerhof[35]

Ein junger Adler fiel aus seinem Nest. Ein Bauer fand ihn und nahm ihn mit auf seinen Hühnerhof. Dort wuchs er mit Hühnern auf. Eines Tages kam ein Fremder vorbei und sagte: „Der Vogel dort zwischen den Hühnern ist ein Adler." Aber der Bauer lächelte und sagte: „Ich habe ihn aufgezogen wie ein Huhn, deshalb benimmt und fühlt er sich wie ein Huhn." Der Fremde setzte den Adler auf seinen Arm und sagte: „Breite deine Schwingen aus und flieg, du bist der König der Lüfte." Der Adler jedoch sprang vom Arm, lief auf den Hühnerhof und pickte Körner. Am nächsten Morgen kletterte der Fremde mit dem Adler auf das Dach und sagte: „Breite deine Schwingen aus und flieg, du bist der König der Lüfte." Der Adler jedoch rutschte das Dach hinunter, sprang auf den Boden und lief auf den Hühnerhof und pickte Körner. Der Bauer lächelte und sagte: „Sehen Sie, er benimmt und fühlt sich wie ein Huhn." Am dritten Tag stieg der Fremde mit dem Adler auf einen Berg. Auf dem Gipfel angekommen sagte er: „Breite deine Schwingen aus und flieg, du bist der König der Lüfte." Der Adler schaute in das Tal, sah den Bauernhof und sah die Hühner und zu seiner Verwunderung auch die Körner, so scharf war sein Auge. Plötzlich begannen seine Flügel zu zittern. Da wiederholte der Fremde: „Breite deine Schwingen aus und flieg, du bist der König der Lüfte." Und das Zittern in den Flügeln des Adlers verstärkte sich, er breitete seine Flügel aus und flog davon. Er wurde daraufhin nicht mehr gesehen, aber niemand weiß, ob er nicht doch ein Huhn geheiratet hat.

Die Metamorphose der Raupe[36]

Raupen fressen Blätter. Sie fressen den ganzen Tag lang Blätter. Sie fressen sich von einem Blatt zum nächsten. Und manchmal blicken Sie sich um, ob sie schon genug gefressen haben, aber dann sehen sie nach vorne und es gibt noch so viel zu fressen, und sie fressen einfach weiter. Raupen haben schon ganze Wälder leer gefressen und dabei wurden sie dicker und weicher und langsamer. Erst im Herbst, wenn es kühler wird, suchen sie sich einen Platz im Geäst oder in der Erde oder im Laub, um sich einzuspinnen. Sie werden ganz unbeweglich und bekommen einen harten äußeren Panzer, durch den nichts hindurchdringt. So bleiben sie eine ganze Zeit und niemand sieht, dass sich etwas unter der Schale verändert und lebt. Erst im Frühjahr, wenn die Sonne wieder scheint und die harte Schale wärmt, beginnen Risse in dieser Schale sichtbar zu werden und darunter entfaltet sich die ganze Kraft der Puppe. Sie befreit sich von der Hülle und lässt sie hinter sich. Und sie beginnt, ihre Flügel

[35] Zitat siehe Trenkle (2012)
[36] aus Mills & Crowley (1998)

aufzupumpen. Sie, die jetzt ein Schmetterling ist, ein wunderschöner Schmetterling, beginnt, mit den Flügeln zu schlagen und erste Flugversuche zu machen. Und dieser Schmetterling genießt die frische Luft und fliegt kurze Strecken von einer Blüte zur andern und genießt die Düfte der Blüten und die Farben und die Säfte. Ganz unbeschwert und leicht fliegt der Schmetterling von Blüte zu Blüte und weiß, dass er nun genießen kann. Nie wieder braucht er so viel zu fressen, dies hat er nun hinter sich.

Wie man Biber fängt[37]

Wissen Sie, wie man Biber fängt? Dies ist sehr einfach: Der Biber geht unbeirrbar immer den gleichen Weg von seinem Bau zum Damm am Wasser, an dem er baut. Von diesem Weg weicht er niemals ab. Den Biber fängt man einfach mit einer Falle, deren geöffnete Tür in Richtung des Biberbaus zeigt. Morgens kommt der Biber aus seinem Bau und sieht die Falle. Man kann ihn dann dabei beobachten, wie er weinend und schluchzend zwar, aber unbeirrbar seinen Weg in die Falle geht.

Der Wachhund und der Schlafhund[38]

Vor langer Zeit regierte in einer Stadt ein König. Der König hatte einen großen Wachhund, der den Palast bewachte. Der Wachhund war stark und kräftig mit sehnigen Muskeln und einem straffen kurzen Fell. Er hatte kräftige Zähne und beobachtete gespannt alles, was im Palast vor sich ging. Zu jeder Tages- und Nachtzeit wachte er über den König und wenn es ruhig wurde im Palast, sich alle Bewohner des Hofes zur Ruhe legten, konnte man sicher sein, dass ihm keine Bewegung entging. Der Wachhund schlief weder bei Tag noch bei Nacht und wenn er einmal zu schlafen schien, so döste er doch nur und hielt immer ein Auge offen. Die Nacht verbrachte der Wachhund in dem Schlafgemach des Königs, sodass er ihn schützen konnte, falls dieser in Gefahr geraten sollte. Der König litt des Nachts unter Schlafstörungen, tat kein Auge zu und wälzte sich unruhig von einer Seite zur anderen. Morgens, wenn der Tag sich aus der Nacht erhob, war der König müde und unausgeschlafen, zerschlagen und missmutig und nicht fähig, den Regierungsgeschäften nachzugehen. Schließlich wusste er keinen Rat mehr und schickte nach seinem Leibarzt, damit dieser ihm helfe. Der Leibarzt untersuchte den König, konnte jedoch nichts finden, was als Ursache für die Schlafstörungen in Frage kam. Er verschrieb einige Medikamente, die jedoch an den Schlafproblemen des Königs wenig änderten. Zwar schlief er nun einige Male, fühlte sich jedoch am nächsten Morgen kraftlos und erschöpft.

In seiner Verzweiflung rief er nach einem alten Mann, der schon seinen Vater beraten hatte. Der weise Mann erschien vor dem König, doch statt sich mit seinem

[37] von Le Shan nach Trenkle (1985)

[38] Diese Metapher stammt von S. Sieger-Fischer (persönliche Mitteilung).

gesundheitlichen Zustand zu beschäftigen, interessierte er sich mehr für den Wachhund des Königs. „Was für einen schönen Hund Ihr habt!", sprach der Weise. „Er scheint mir außerordentlich kräftig und in gutem Zustand. Zudem ist er ungewöhnlich wachsam und aufmerksam und scheint jede Bewegung im Raum zu verfolgen."

„Wahrlich dieses Tier ist mein treuer Gefährte", antwortete der König. „Er schützt mich vor allem, was mir zu nahe kommt und mich bedrohen könnte. Er ist mein steter Begleiter. Dieser Wachhund ist immer bei mir und verlässt mich weder bei Tag noch bei Nacht. Des Tags begleitet er mich bei meinen Spaziergängen und des Nachts schläft er an meinem Bette." Der Weise sprach: „Es ist wirklich ein schönes und wie es scheint auch ein kluges Tier. Und dennoch glaube ich, gebt Ihr ihn nicht den Platz, der ihm gebührt." „Wie meinst du das?", fragte der König.

„Seht", sprach der Weise, „wie Ihr mir erzählt, ist dieses Tier ein Wachhund und geeignet, Euch zu bewachen, wo Ihr auch geht und wo immer Ihr Euch befindet. Des Nachts ist sein Platz vor Eurer Türe, wo er seine Aufgaben in guter Weise erfüllen kann. Zur Gesellschaft neben Eurem Bette solltet Ihr einen Schlafhund haben. Er ist groß und weich wie ein Kissen aus Samt, hat einen wolligen kuscheligen Pelz und schläft den halben Tag und die ganze Nacht." Der König freute sich über die Idee eines Schlafhundes, und bald war ein geeignetes Tier gefunden. Er lag den ganzen Tag entspannt auf dem weichen Teppich vor dem Bett des Königs und döste, duselte und schlummerte vor sich hin. Sein Kopf lag entspannt auf den ebenso entspannten Vorderpfoten. Der Bauch, der Rücken, die Hinterbeine und der Schwanz, ja, der ganze Körper lag vollkommen entspannt und locker da. Er kuschelte sich in sein eigenes Fell und strahlte so viel Gemütlichkeit aus, dass jeder, der den Schlafhund ansah, augenblicklich zu gähnen begann, sich niedersetzte, müde wurde und Lust bekam, sich zur Ruhe zu begeben und zu schlafen. Und das war gut so. Denn wollte man einschlafen, brauchte man den Schlafhund nur ein wenig anzusehen, schon wurde man so schläfrig, dass einem die Augen zufielen, und man begann, einzunicken, zu schlummern, sich an sich selbst zu kuscheln und die schönsten Träume zu träumen.

Parabeln

Der König und der Hofnarr

Ein König brauchte einen neuen Minister. Um einen geeigneten Bewerber für das wichtige Amt zu finden, beschloss er, die Kandidaten vorher zu prüfen. Er ließ seine Schatzkammer, in der unermessliche Reichtümer verwahrt wurden, mit einer mächtigen Tür und einem komplizierten Schloss ausstatten. Derjenige, der es schaffen würde, diese Türe zu öffnen, solle das Amt bekommen. Damit würde er ebenfalls die Schlüssel zur Schatzkammer erhalten und des Königs Reichtümer verwalten. Alle klugen, weisen und gelehrten Männer des Landes bewarben sich auf diesen Posten und machten sich auf den Weg in die Hauptstadt. Es kamen Politiker, Philosophen, Gelehrte und Theologen. Einige sahen schon von Weitem, wie kompliziert das Schloss war, und gaben gleich auf. Andere traten ganz dicht heran und untersuchten den Mechanismus des Schlosses, gaben aber letztendlich auch auf. Wieder andere versuchten das Schloss mittels intensiver Konzentration und bekannter Zaubersprüche zu öffnen, jedoch niemand hatte Erfolg. Als alle gegangen waren, kam der Hofnarr und fragte, ob er es auch versuchen dürfe, und der König sagte ja. Der Hofnarr drückte sich einfach mit ganzer Kraft gegen die mächtige Tür. Plötzlich sprang die Tür auf, da sie gar nicht verschlossen gewesen war. Da ernannte der König den Hofnarren zu seinem Minister und das ganze Land bewunderte den Mut, das Selbstvertrauen und den Optimismus des Hofnarren, für den ein ganz neuer Lebensabschnitt begann.

Die Sonne und der Nordwind

Die Sonne und der Nordwind stritten sich, wer von ihnen stärker sei. Sie beschlossen, jeder eine Probe ihrer Kraft zu geben. Jeder von ihnen wollte versuchen, einem Wandersmann auf der Straße den Mantel vom Leibe zu ziehen. Der Nordwind begann und stürzte sich mit aller Kraft auf einen Wanderer, zerrte und zog wild und immer wilder an ihm. Aber je grimmiger er blies, umso fester hüllte sich der Mann in seinen Mantel. Schließlich musste der Nordwind sein vergebliches Rasen einstellen. Die Sonne hatte lächelnd zugesehen und nun lächelte sie wärmer und wärmer und es dauerte nicht lange, bis der Wanderer seinen Mantel öffnete und ihn zuletzt auszog: Die Sonne hatte gesiegt.

Die Friedhofsmauer

Mullah Nasrudin wanderte in der Dämmerung und sah plötzlich drei Reiter auf sich zukommen. Das deutete er als Bedrohung, sodass er, um sich zu verstecken, in seiner Angst, die Reiter könnten ihn ausrauben, verschleppen oder umbringen, über die nächstbeste Mauer sprang. Hier bemerkte er mit Schrecken, dass er sich auf einem Friedhof befand. Er erstarrte und blieb regungslos hinter der Mauer liegen. Die Reiter hatten ihn aber bereits von Weitem gesehen und sein Verhalten bemerkt. Sie ritten heran, stiegen ab und halfen Nasrudin aufzustehen. Anschließend fragten sie ihn: „Was hat Sie in diese missliche Lage gebracht?“ Nasrudin war verlegen, weil er merkte, dass er sich in den Reitern getäuscht hatte, und antwortete: „Sehen Sie, das ist schwieriger, als Sie denken. Sie, Sie sind meinetwegen hier, und ich, ich bin Ihretwegen hier.“

Der Mühlstein

Ein Wanderer zog mühselig auf einer scheinbar endlos langen Straße entlang. Er war über und über mit Lasten behangen. Ein schwerer Sandsack hing an seinem Rücken, um seinen Körper war ein dicker Wasserschlauch geschlungen. In der rechten Hand schleppte er einen unförmigen Stein, in der linken einen Geröllbrocken. Um seinen Hals baumelte an einem ausgefransten Strick ein alter Mühlstein. Rostige Ketten, an denen er schwere Gewichte durch den staubigen Sand schleifte, wanden sich um seine Fußgelenke. Auf dem Kopf balancierte der Mann einen halbfaulen Kürbis. Ächzend und stöhnend bewegte er sich Schritt für Schritt vorwärts, beklagte sein hartes Schicksal und die Müdigkeit, die ihn quälte. In der glühenden Mittagshitze begegnete ihm ein Bauer. Der fragte ihn: „Oh, müder Wanderer, warum belastest du dich mit diesen Felsbrocken?" „Zu dumm", antwortete der Wanderer, „aber die hatte ich bisher noch gar nicht bemerkt." Er warf die Brocken weg und fühlte sich viel leichter. Nach einiger Zeit kam ihm wieder ein Bauer entgegen. Der fragte ihn: „Sag, müder Wanderer, warum plagst du dich mit dem halbfaulen Kürbis auf deinem Kopf und schleppst an Ketten so schwere Eisengewichte hinter dir her?" Der Wanderer antwortete: „Ich bin froh, dass du mich darauf aufmerksam machst; ich habe nicht gewusst, was ich mir damit antue." Er schüttelte die Ketten ab und zerschmetterte den Kürbis. Wieder fühlte er sich leichter. Einige Zeit später traf er abermals einen Bauern, der ihn erstaunt fragte: „Warum trägst du Sand im Rucksack, wo doch dort in der Ferne mehr Sand ist, als du jemals tragen könntest? Und wie groß ist dein Wasserschlauch, als wolltest du die Wüste Kawir durchwandern! Dabei fließt doch neben dir ein klarer Fluss." Der Wanderer antwortete: „Dank dir, Bauer. Jetzt erst merke ich, was ich mit mir herumgeschleppt habe." Er riss den Wasserschlauch auf und füllte mit dem Sand aus dem Rucksack ein Schlagloch. Sinnend stand er da und schaute in die untergehende Sonne. Die letzten Sonnenstrahlen brachten ihm die Erleuchtung: Er blickte an sich hinunter und sah den schweren Mühlstein an seinem Hals baumeln und merkte plötzlich, dass es der Stein war, der ihn noch so gebückt gehen ließ. Er band ihn los und warf ihn, so weit er konnte, in den Fluss hinab. Frei von seinen Lasten wanderte er durch die Abendkühle, eine Herberge zu finden.[39]

Warum es Krieg nicht geben kann

Als der Krieg zwischen den beiden Völkern unvermeidlich geworden war, als beide Völker dachten, es sei besser unterzugehen, als zu unterliegen, schickten die Feldherren beider Seiten Späher aus. Diese sollten auskundschaften, wo man den

[39] aus Peseschkian (1979)

Gegner wohl am besten überfallen könne. Als die Späher nach einiger Zeit auf beiden Seiten zurückkehrten, berichteten sie ihren Feldherren gleichermaßen, dass es nur eine Stelle, einen Pass, gebe, wo man den Feind überfallen könne. Dort aber, so berichteten die Späher beider Seiten ihren Feldherren weiter, lebe ein Bauer mit seiner anmutigen Frau. Sie hätten miteinander ein Kind und die Leute sagten, sie seien die glücklichsten Menschen auf der Erde. Wenn nun, so sprachen die Späher weiter, unser Heer über den Pass marschiert, so würde unausweichlich geschehen, dass wir das Glück der drei zerstören würden, und das dürfe nicht sein. Und denkt Euch, das sahen auch die Feldherren ein! Und so musste der Krieg unterbleiben, wie jedermann unschwer begreifen wird. Das ist eine chinesische Legende. Und die Geschichte heißt: „Warum es Krieg nicht geben kann". (Aber es ist besser, wenn man es erst hinterher sagt!)

Zwei Mönche

Zwei buddhistische Mönche trafen auf dem Weg zum Kloster eine außergewöhnlich schöne Frau an einem Flussufer. Sie wollte ans andere Ufer, aber das Wasser war zu hoch. So nahm sie einer der Mönche auf den Rücken und trug sie hinüber. Sein Begleiter war äußerst schockiert. Lange Zeit ging er schweigend neben dem anderen her, dann schalt er ihn, die heiligen Regeln verletzt zu haben. Hatte er vergessen, dass er ein Mönch war? Wie konnte er es wagen, eine Frau zu berühren? Und mehr noch, sie auf dem Rücken über den Fluss zu tragen? Was würden die Leute sagen, wenn man sie beobachtet hätte? War nicht die heilige Religion in Verruf geraten? Der andere hörte sich die nicht enden wollende Strafpredigt geduldig an. Schließlich unterbrach er seinen Begleiter und sagte: „Bruder, ich habe die Frau am anderen Ufer abgesetzt, aber wie ich sehe, trägst du sie noch immer."

Wu Wei

Eine sehr alte chinesische Tao-Geschichte erzählt von einem Bauern in einer armen Dorfgemeinschaft. Man hielt ihn für gutgestellt, denn er besaß ein Pferd, mit dem er pflügen und Lasten befördern konnte. Eines Tages lief ihm das Pferd davon. Alle seine Nachbarn beklagten, wie schrecklich das sei, aber der Bauer meinte nur: „Wer weiß." Ein paar Tage später kehrte das Pferd zurück und brachte zwei Wildpferde mit. Die Nachbarn beneideten ihn nun, weil er so ein Glück hatte, aber der Bauer sagte nur: „Wer weiß." Am nächsten Tag versuchte der einzige Sohn des Bauern, auf einem der Wildpferde zu reiten. Das Pferd warf ihn ab und er brach sich ein Bein. Die Nachbarn übermittelten ihm ihr Mitgefühl für dieses Missgeschick, aber der Bauer antwortete wieder nur: „Wer weiß." In der Woche darauf kamen Rekrutierungsoffiziere in das Dorf und holten alle jungen Männer zur Armee. Den Sohn des Bauern wollten sie nicht wegen des gebrochenen Beines. Als die Nachbarn kamen, um ihm zu sagen, was für ein Glück er gehabt habe, antwortete der Bauer: „Sagt einfach, sie haben meinen Sohn nicht mitgenommen. Ob das Glück oder Unglück ist, wissen wir nicht."

Auf einem Bein[40]

Die Situation eines Kranken gleicht der eines Menschen, der längere Zeit auf nur einem Bein steht. Nach einiger Zeit verkrampfen sich die Muskeln und das belastete Bein beginnt zu schmerzen. Der Mensch kann kaum mehr das Gleichgewicht halten, seine Haltung verkrampft sich, der Leidensdruck steigt. Verschiedene Helfer bieten ihm Unterstützung an: Der eine massiert das verkrampfte Bein, ein anderer seine Nackenpartie. Ein Dritter bietet ihm seinen Arm als Stütze, da er sieht, dass der Mensch sein Gleichgewicht zu verlieren droht. Ein weiterer Helfer rät ihm, sich mit den Händen abzustützen, um das Bein zu entlasten. Ein weiser alter Mann empfiehlt ihm, daran zu denken, wie gut er es eigentlich hat, da er wenigstens ein Bein hat, während manche Menschen gar keines mehr haben. Ein anderer weist ihn an, sich vorzustellen, er sei eine Feder, die leicht und immer leichter werde, und je mehr er sich darauf konzentriere, umso geringer werde sein Leiden. Ein abgeklärter Alter setzt wohlmeinend dazu: „Kommt Zeit, kommt Rat." Schließlich geht ein Zuschauer auf den Leidenden zu und fragt ihn: „Warum stehst du auf einem Bein? Mach doch das andere gerade und stelle dich darauf. Du hast doch ein zweites."

Der Gefangene[41] auf einer Insel und der Dampfkochtopf

Ein Mann war Gefangener auf einer Insel, von der es kein Entkommen gab, weil die Klippe so hoch war. Aber er machte genaue Beobachtungen und stellte fest, dass jede siebte Welle nicht ganz bis an die Klippe reichte. Er vermutete, dass sie ihn in die Freiheit tragen würde, aber er war sich nicht sicher. So ging er zu einem alten Mann auf der Insel und fragte: „Stimmt die Beobachtung?" Der alte Mann sagte: „Ich will dir auf besondere Weise antworten; ich muss dir etwas erzählen, was mich sehr beschäftigt. Das klingt eigenartig, aber ich habe einen Dampfkochtopf. Das ist ein Gerät. Dort steht es. Drinnen ist ein großer Druck, den man gar nicht sieht, und man kann darin auf gesunde Weise Gemüse, Kartoffeln und andere Dinge schonend garen. Er ist ganz dick und unempfindlich, aber er hat dieses kleine Ventil, das man richtig einstellen muss." Dann ging der Gefangene wieder zur Klippe, um die Wellen zu betrachten, und war sich nach einer Weile sicher, die siebte Welle würde ihn tragen. Er nahm eine Planke und warf sich darauf und die

[40] aus Peseschkian (1979)
[41] aus dem Roman Papillon

Welle trug ihn. Er musste lange auf ihr schwimmen, in diesem Meer, bis er an einen fremden Strand kam. Die nötige Energie dazu hatte er.

Spezielle therapeutische Geschichten

Die Steinpalme

Ein Mann verirrte sich in der Wüste. Die Sonne brannte vom Himmel und er war kurz vor dem Verdursten. Endlich erreichte er eine Wasserstelle und trank davon, aber das Wasser war salzig und bekam ihm nicht. Vor Verzweiflung wutentbrannt nahm er einen Stein, warf ihn auf eine kleine Palme, die da stand, und wurde ohnmächtig. Der Stein blieb im Herzen der Palme stecken. Die Palme überlebte jedoch und kam allmählich wieder zu Kräften. Sie wuchs größer und kräftiger als zuvor, doch ihre Rinde war hart, wie aus Stein, und ihr Stamm starr und unbeweglich. Vielleicht war es gerade ihre eigenartige Erscheinung, die die Menschen aus der Umgebung anlockte und zu der Palme zog. Jeden Abend versammelten sie sich unter ihr und erzählten sich die Ereignisse des Tages. Eines Abends saß eine Gruppe von Menschen unter der Palme und erzählte. Am Ende blieben ein alter Mann und ein Fremder zurück. Der Fremde fragte: „Wieso ist die Palme so hart wie Stein?" Da erzählte der alte Mann ihm die Geschichte von der Steinpalme. Dem Fremden wurde ganz anders zumute und zum Schluss sagte er: „Der Fremde, der den Stein warf, das bin ich. Was kann ich tun, um das wiedergutzumachen?" Der alte Mann entgegnete: „Du kannst die Schuld tragen, wie die Palme den Stein trägt, der immer noch in ihrem Herzen steckt, oder du kannst sie um Verzeihung bitten", und der Fremde bat sie um Verzeihung. Da war ein Geräusch zu hören wie das Knallen eines Sektkorkens, der Stein sprang aus dem Herzen und fiel auf die Erde mit solcher Wucht, dass er im Boden verschwand. Dabei traf er eine Wasserader, sodass Wasser ausströmte und den Flecken um die Palme in ein fruchtbares, lebendiges Stück Land verwandelte. So entstand eine Oase, zu der die Menschen noch viel lieber kamen, um sich im Anblick der grünen Wiesen und Büsche auszuruhen und Schutz zu suchen.

Der Maler des Vogels

Ein König besaß einen kostbaren Vogel. Als der Vogel in die Jahre gekommen war, beschloss der König, ihn in einem Portrait verewigen zu lassen. Dazu ließ er den besten Maler seines Landes kommen. Der Maler erklärte sich bereit, den Auftrag zu übernehmen. Allerdings erbat sich der Maler ein Jahr, um das Werk zu vollenden. Da der König auf einem Portrait bestand, das der Individualität seines Lieblingsvogels gerecht werden sollte, erbat sich der Maler, den Vogel bis zur Vollendung des Bildes in sein Atelier mitzunehmen. Nach einem halben Jahr schickte der König einen Gesandten aus, um sich nach dem Fortschritt der Arbeit zu erkundigen. Dieser kehrte jedoch unverrichteter Dinge zurück und berichtete: „Das Bild ist noch nicht vollendet." Nach neun Monaten beschloss der König erneut einen Gesandten auszuschicken, um die Arbeit voranzutreiben. Doch auch diesmal kehrte der Gesandte unverrichteter Dinge zurück, mit dem Hinweis: „Erst in drei Monaten wird das Bild vollendet sein." Drei Tage bevor die Frist abgelaufen war, zog der König mit seinem Hofstaat los, sich sein Bild zu holen, so ungeduldig war er. Der Maler war jedoch unnachgiebig und meinte: „Ein Jahr und keinen Tag weniger brauche ich, um das Bild zu vollenden." Das missfiel dem König, doch da er das Bild von ganzem Herzen begehrte, schlug er in dem Atelier des Malers sein Lager auf und wartete. Am Morgen des Stichtages drängten alle in das Atelier, um das Bild zu bestaunen. Dort befanden sich lediglich der Vogel sowie der Maler vor einem leeren Blatt Papier. Letzterer griff nach seinen Pinseln und brachte innerhalb von drei Minuten mit wenigen, aber gezielten Pinselstrichen den Vogel zu Papier. Alle waren begeistert von der Perfektion, mit der er den Vogel getroffen hatte, lediglich der König wurde wütend und fragte: „Du hast gerade einmal drei Minuten zur Fertigstellung des Bildes gebraucht. Warum hast Du mich ein Jahr warten lassen?" Der Maler ging wortlos zu einem großen Schrank und öffnete die Türen. Heraus fielen über tausend Skizzenblätter.

Drei Türen

Dem Patienten wird dabei in Trance suggeriert, er befinde sich in seinem eigenen Raum und betrachte die ihm bekannte Wand des Raumes. In dieser Wand seien zwei ihm bekannte Türen. Nun ginge er durch eine Tür und finde einen Raum vor, in dem alles geordnet und wohlbekannt sei. Es wird ihm angeboten, sich dort aufzuhalten oder mit einem Teil seines Bewusstseins dort zu bleiben, während der andere Teil in den ursprünglichen Raum zurückkehrt. Anschließend wird ihm suggeriert, er könne jetzt durch die zweite Tür gehen, um einen Raum mit anderen, aber ebenfalls bekannten Dingen zu betreten, die er ausgiebig betrachten könne. Wiederum wird ihm angeboten, mit einem Teil seines Bewusstseins dort zu bleiben und mit dem anderen in den ursprünglichen Raum zurückzukehren. Hier entdecke er überraschend eine ungewöhnliche dritte Tür, die er zunächst vergeblich versuche zu öffnen. Erst als er einen speziellen Mechanismus betätige, öffne sich aber diese merkwürdige Tür und er könne einen dritten, ihm gänzlich unbekannten Raum betreten, in dem die Dinge völlig ungeordnet seien und in deren Anordnung es auch keinen Sinn zu geben scheint. Auch hier kann er entscheiden, ob er dort bleiben oder es seinem Unbewussten überlassen will, zu verweilen, während sein Bewusstsein wieder in den ursprünglichen Raum zurückkehrt. Er wird darauf aufmerksam gemacht, dass dieses Unbewusste in der Lage ist, Dinge in unvorhergesehener Weise zu erkennen. Anschließend werden dem Patienten eine Reihe von Metaphern erzählt, die andeuten, wie aus dem Chaos eine Struktur erwachsen kann, wenn man nur die richtige Sichtweise wählt, z. B. die Metapher von einem Maurer, der beim Anblick eines Steinhaufens vor seinem geistigen Auge daraus ein Haus baut, oder die von einem Stapel Bretter, aus dem ein Schreiner ein Regal macht.

Die Reisaffen

Reisaffen sind possierliche, kleine Tiere aus China, die die Menschen immer fangen wollten. Bloß waren die Affen viel listiger und schlauer und schon auf den Bäumen, bevor sie gefangen werden konnten, bis ein älterer Mann einen schlauen Einfall hatte: Er sammelte Kokosnüsse und schnitt ein kleines Loch hinein. So groß, dass die Hand eines Affen gerade hineinpasste. Dann füllte er sie mit Reis, legte die Kokosnüsse aus und versteckte sich in der Nähe hinter einem Busch. Es dauerte nicht lange, bis der erste Affe ankam und seine Hand in die Nuss steckte, um an den Reis zu kommen, aber er merkte, dass er seine Faust voller Reis nicht mehr aus der Nuss herausbekam. Dieser listige, alte Chinese, so könnte man sagen, war der Untergang dieser Affen. Oder man könnte sagen, diese Affen waren dumm. In Wirklichkeit wollten die Affen gar nicht loslassen. Man könnte auch sagen, so haben die Menschen die Macht über die Affen gewonnen. Aber es war ihre Entscheidung. Und diese Geschichte erzählt eine kluge Ärztin einem Ehepaar, wo die Frau an einem Fußschmerz litt, obwohl der Fuß längst geheilt war. Als der Mann einmal rausging, fragte die Ärztin die Frau, ob es noch etwas gäbe, was sie wissen sollte. Und die Frau berichtete, ihr Mann sei schwer krank. Die Ärztin sagte zu dem Mann: „Sie müssen jeden Abend den Fuß Ihrer Frau massieren, aber den gesunden." Diesen Ratschlag hat das Ehepaar nicht verstanden und auch vergessen, aber nach drei Wochen kam die Postkarte aus dem Urlaub. Sie seien nach drei Jahren, so lange war der Fußschmerz da, zum ersten Mal wieder in den Urlaub gefahren.

Symbolisierungen

Stöckchen im Fluss[42]

Und während Sie mit einem Teil Ihres Denkens diese Ordnung überdenken und bewusst entscheiden, was richtig und was falsch, was aufbewahrt und was weg-

[42] Diese Metapher stammt aus einem Forschungsprojekt von A. Schlarb (Universität Tübingen).

gegeben werden kann, können Sie sich mit einem anderen Teil Ihrer Aufmerksamkeit an einen Fluss begeben und das Wasser betrachten, das ständig vorbeizieht und niemals wiederkehrt. Und mit sich kleine Dinge transportiert, wie Stöckchen oder Blättchen, die darauf schwimmen und getragen werden – und Ihren Augen entschwinden. Aber Sie können sich vorstellen, dass dieser Fluss, mit dem immer ungleichen Wasser, der niemals verharrt, ein Hölzchen mit sich führt, das hängenbleibt, an einer Wurzel hängenbleibt oder an einem vorstehenden Stein. Und Sie sehen, wie dieses Hölzchen zittert und wie dieses Hölzchen sich schüttelt, um loszukommen, aber es sitzt fest. Und es sammelt sich eine Menge von Unrat an diesem Hölzchen. Blätter und Plastik und Papier. Und das Hölzchen schüttelt sich wie von Ekel, um diese Dinge loszuwerden, diesen Müll. Und es rauscht. Und dann kommt es zu einem Wirbel, eine kleine Welle, ein Windstoß – und das Hölzchen ist befreit. Der angesammelte Unrat verstreut sich. Das Hölzchen schwimmt ganz munter, mal unter dem Wasser, mal über dem Wasser, mal links, mal rechts – und verschwindet aus Ihrem Blickfeld.

Stausee und Dammbruch

Und wenn Sie diesen Fluss entlanggehen, werden Sie den Weg sehen, den dieses Hölzchen geschwommen ist. Und Sie werden sehen, wie der Fluss breiter wird und dass der Fluss aufgestaut wird durch eine große Mauer und wie dort Menschen an diesem Stausee sich vergnügen, wie sie fischen und schwimmen, und Kinder spielen. Und dann können Sie die Mauer genauer ansehen, aus diesen alten Steinen, aus Generationen von alten Steinen, die grau und zerklüftet sind. Und wo der Zement und der Mörtel bereits beginnen zu bröckeln. Und wenn Sie genauer hinsehen, dann können Sie sehen, dass die Fugen nicht dicht sind, dass Wasser durch diese Fugen dringt, und dass einige Steine schon locker sind. Und wenn Sie eine Weile die Steinmauer betrachten, werden Sie sehen, dass es kurz davor ist, dass diese Mauer nachgibt und dass die Steine sich aus der Mauer lösen und das Wasser zu Tal bricht. Sie können sich diese Erleichterung vorstellen, diese Befreiung, wie dieses Wasser sich Raum schafft und es sich alles aus dem Weg räumt, was ihm entgegensteht, und es sich ein neues Flussbett sucht, vielleicht eines, das vorgezeichnet ist, was schon angelegt ist und nun endlich gefüllt wird. Das lange gewartet hat, erfüllt zu werden.

Ballon mit Sorgenkorb

Begeben Sie sich an Ihren sicheren Ort (s. Kap. 5.3.1) und stellen Sie sich einen großen bunten Luftballon vor, an dem ein Korb befestigt ist. Packen Sie in den Korb alles, was Sie z. Z. beschwert (Gespräche, Rechnungen, Gutachten, Arbeiten, Suchtverhalten, Krankheiten ...), überprüfen Sie, ob alles darin ist. Lassen Sie den Ballon langsam davonschweben. Beobachten Sie, wie er kleiner und kleiner wird, bis er nur noch als Farbtupfer am Himmel erscheint und dann verschwindet.

Haus der Steine

Stellen Sie sich vor, dass Sie mehr und weiter und tiefer einsinken in einen heilsamen schlafähnlichen Zustand, in dem sich alles regeneriert, und Sie dabei einige Schritte gehen, bis Sie an einen Ort kommen, wo ein Haus steht, ein langes Haus. Wenn Sie eintreten, hat es einen langen Gang mit vielen Türen, auf denen Namen stehen. Und Sie wissen, ganz hinten rechts ist die Tür, auf der Ihr Name steht. Indem Sie den langen Gang gehen, spüren Sie, dass Sie ein Gewicht mit sich herumtragen wie einen Bleimantel oder einen Rucksack voller Steine, und es wird mit jedem Schritt schwerer. Wie Sie an die Tür kommen, auf der Ihr Name steht, sehen Sie, dass sie einen Spalt offensteht, und es dringt ein wohltuendes Licht aus diesem Raum.

Wenn Sie eintreten und die Tür hinter sich schließen, tauchen Sie ganz ein in dieses Licht. Und wenn Sie den Rucksack ablegen, an dem Sie so schwer getragen haben, und diese Steine auspacken, sind es ganz verschiedene Steine: kleine, glatte, raue, eckige, große, leichte, schwere, schön geformte, weniger ansehnlich geformte. Sie können sie alle hinlegen. Wenn Sie sich umsehen, gibt es in diesem Raum einen Platz, der für Sie vorgesehen ist, und Sie können gar nicht anders, als sich darauf niederzulassen und ganz in dieses Licht einzutauchen, wie in ein heilsames Licht. Und in diesem Licht und in diesem Raum ist alles Liebe. Alles, was Sie sehen, strahlt Liebe aus. Und Sie können sich selber spüren, geliebt. Sie können gar nicht anders, als sich geliebt zu fühlen, in dem Maß, wie dieses Licht Sie erfüllt. Und wenn Sie da aufgetankt haben, in Ihrem eigenen Tempo, können Sie zurückgehen, noch einmal diese Steine anschauen und feststellen, dass Sie einige dort lassen können. Aber einige möchten Sie auch wieder mitnehmen. Da stehen Namen auf den Steinen. Und wenn Sie den Raum verlassen und sich auf den Rückweg machen, dann sehen Sie die anderen Türen. Da steht dran: „Mutter", „Vater", „Oma" und die Namen von anderen wichtigen Menschen, die Sie kennen. Die Türen stehen einen Spalt offen und wenn Sie hineinschauen, liegen dort auch Steine, und Sie können jeweils aus Ihrem Rucksack einen Stein dort ablegen, der dahin gehört. Und Sie sehen dieses Schild, das neben den Steinen steht: „Steine mitnehmen verboten", steht darauf. Sie gehen weiter den Gang entlang, und durch manche Türen treten Sie kurz ein und legen einen Stein ab und sehen wieder dieses Schild: „Steine mitnehmen verboten", und gehen weiter, bis Sie an den Anfang des Ganges kommen und die Tür öffnen und ins Freie treten. Und langsam die Stufen hinuntergehen an den Ort, wo Sie sich im Moment befinden, aber Sie wissen, Sie können jederzeit zurückkehren und ein paar Steine abliefern und in dem heilsamen Licht auftanken, an dem Ort der Selbstliebe.

Humor und Rätsel

19 Kamele

Ein Scheich starb und hinterließ seinen drei Söhnen 19 Kamele mit der Verfügung, dass der Älteste die Hälfte, der Zweitälteste ein Viertel und der Jüngste ein Fünftel der Herde erhalte. Aber wie die Söhne es auch durchrechneten, ihnen wollte keine Lösung einfallen. Ein vorbeikommender Nachbar fragte die Brüder: „Weshalb seht ihr so traurig aus, kann ich euch helfen?“ Nachdem er das Problem angehört hatte, machte er folgenden Vorschlag: „Das ist doch einfach. Ich stelle mein Kamel zu der Herde, dann sind es 20. Der Älteste bekommt 10, der Zweitälteste 5 und der Jüngste 4. Und meines nehme ich wieder mit.“

Die Tochter des Wanderpredigers

Ein Wanderprediger wollte seine sechzehnjährige Tochter, die zu einer wahren Blume der Schönheit herangereift war, vor den Gefahren und der Hinterhältigkeit der Welt warnen und nahm sie zur Seite: „Liebe Tochter, denke an das, was ich dir sage. Die Männer wollen alle nur das eine. Sie sind raffiniert und stellen Fallen, wo sie nur können. Erst mag er von deinen Vorzügen schwärmen und Dich bewundern. Dann lädt er dich ein, mit ihm auszugehen. Dann kommt ihr wie zufällig an seinem Haus vorbei, und er sagt dir, dass er nur seinen Mantel holen wolle, und bittet dich, mit hineinzukommen. Oben lädt er dich zum Sitzen ein und bietet dir Tee an. Ihr hört gemeinsam Musik und wenn die Stunde gekommen ist, wirft er sich plötzlich auf dich. Damit bist du geschändet, wir sind geschändet, deine Mutter und ich. Unsere Familie ist geschändet und unser Ansehen ist dahin.“ Die Tochter nahm sich die Worte des Vaters zu Herzen. Einige Zeit später kam sie stolz und lächelnd auf ihren Vater zu: „Vater, bist du ein Prophet? Woher hast du nur gewusst, wie sich alles abspielt? Es war genauso, wie du es beschrieben hast. Zuerst hat er meine Schönheit bewundert. Dann hat er mich eingeladen, spazieren zu gehen. Wie durch Zufall kamen wir an seinem Haus vorbei. Da merkte der Ärmste, dass er seinen Mantel vergessen hatte. Im Haus bot er mir, wie es der Anstand befiehlt, Tee an und verschönte die Zeit mit herrlicher Musik. Nun dachte ich an deine Worte und ich wusste genau, was auf mich zukommt, aber du wirst sehen, ich bin würdig, deine Tochter zu sein. Als ich den Augenblick nahen fühlte, warf ich mich auf ihn und schändete ihn, seine Eltern, seine Familie, sein Ansehen und seinen guten Ruf!“

Herzinfarkt

Ein pflichtbewusster Geschäftsmann arbeitete abends immer länger als alle anderen und hatte öfter schon Beschwerden in der Magengegend und am Herzen. Eines Abends, als noch im Büro war, hatte er Krämpfe in der Herzgegend. Da ging er auf dem Heimweg bei einem Notarzt vorbei, der ein kleines Blutbild und ein EKG machte. Als er sich die Ergebnisse anschaute, wurde er vor Schreck ganz bleich und sagte: „Guter Mann, wie es aussieht, werden Sie den nächsten Morgen gar nicht erleben!" Der brave Mann ging bedrückt nach Hause und erzählte seiner Frau die traurige Neuigkeit. Sie weinten zusammen ein bisschen und dann sagte die Frau: „Weißt du was, ich koch dir nochmal dein Leibgericht – es könnte ja das letzte Mal sein." Dann aßen sie und gingen zu Bett. Auf der Bettkante sagte die Frau: „Weißt du was, wir schlafen nochmal miteinander – es könnte ja das letzte Mal sein." Der Mann war einverstanden, das war so um elf Uhr. Um eins weckte er seine Frau und sagte: „Können wir vielleicht noch mal – es könnte ja das letzte Mal sein." Die Frau war einverstanden. Um drei weckte er sie nochmal und sagte: „Ich weiß, es ist spät, aber können wir vielleicht noch mal – es könnte ja das letzte Mal sein." Da setzte die Frau eine strenge Miene auf und sagte: „Du hast gut reden – du musst morgen früh nicht raus!"

Drei Tote und ein Kühlschrank

Im Himmel ist es eng geworden und Petrus hat entschieden, es kommen nur solche in den Himmel, die eine interessante Todesgeschichte vorzuweisen haben. Als Erstes kommt ein Mann, klopft an und Petrus fragt, wie seine Sterbegeschichte sei. Er erzählt, dass er mittags unerwartet nach Hause gekommen sei und seine Frau im Negligé angetroffen habe. Es sei klar gewesen, dass da ein Mann in der Wohnung sein müsse. Er habe überall gesucht, aber nichts gefunden. Dann sei er auf dem Balkon gegangen und da habe einer mit seinen zwei Händen am Balkon gehangen. Er habe ihm auf die Finger getreten und der Mann sei drei Stockwerke nach unten gefallen, aber noch nicht tot gewesen. Da habe er den Kühlschrank aus der Küche geholt und hinterhergeschmissen und dabei einen Herzinfarkt bekommen. Petrus lässt ihn ein.

Kurz darauf klopft es wieder und ein Mann mit verwundeten Händen kommt und erzählt, dass er immer am Balkon seines Nachbarn über ihm Klimmzüge mache, und der Idiot hätte ihn auf die Pfoten getreten und als er runtergefallen war, noch einen Kühlschrank hinterhergeschmissen. Da sei er hin gewesen. Petrus lässt ihn ein.

Kurz darauf klopft es wieder und ein Mann tritt mit schamhaft geröteten Gesicht vor Petrus und erzählt: „Es ist mir peinlich, aber ich habe ein Verhältnis mit einer verheirateten Frau, und da ist unerwartet der Mann nach Hause gekommen. Und was mach ich – ich versteck mich im Kühlschrank."

Die Todesliste des Bären

Im Wald geht das Gerücht um, der Bär habe eine Todesliste. Da kommt der Wolf und sagt: „Hallo, alter Kumpel, hast du eine Todesliste?" Der Bär sagt „Ja", und der

Wolf fragt: „Bin ich da drauf?“, und der Bär sagt: „Ja“. Da rennt der Wolf so schnell und weit, wie er kann, und kippt am Ende tot um. Da kommt der Fuchs und sagt: „Hallo Bär, mein Freund, hast du eine Todesliste?“ Der Bär sagt „Ja“, und der Fuchs fragt: „Bin ich da drauf?“, und der Bär sagt „Ja“. Der Fuchs verkriecht sich im äußersten Winkel seines Baus und erstickt. Da kommt der Hase angehoppelt und sagt: „Hallo Bär, hast du eine Todesliste?“ Der Bär sagt „Ja“, und der Hase fragt: „Bin ich da drauf?“, und der Bär sagt „Ja“. Da fragt der Hase: „Kannst du mich streichen?“, und der Bär sagt „Ja“.